四分之一的成年人都多个"心眼"

——卵圆孔未闭60问

主审　赵天力

主编　吴　勤　张　洁　张伟志

中南大學出版社
www.csupress.com.cn
·长沙·

《四分之一的成年人都多个“心眼”——卵圆孔未闭60问》

编委会

主　审　赵天力

主　编　吴　勤　　张　洁　张伟志

副主编　欧阳沙媛　谭　慧

　　　　胡世军　　姚兴旺

编　者　（按姓氏拼音排序）

　　　　艾　祁　黄　艳　黄尔佳

　　　　蒋庭芳　金万存　李　茜

　　　　苏颖华　王　利　阳　晴

　　　　游　红　张　柳　周满香

插　图　廖佳颖

前言

卵圆孔未闭是胚胎期心房间遗留的未闭合通道，对血流动力学影响小，一般认为其无重要的临床意义。但越来越多的临床研究已证实，静脉与右心系统的栓子、血管活性物质等容易通过卵圆孔未闭到达左心系统，引起反常栓塞和偏头痛。1877年，德国病理学家Cohnheim在一位35岁女性患者尸检中发现，脑膜中动脉存在大量栓子，同时股静脉内有长段的血栓，患者未闭的卵圆孔可容得下三个手指通过，但患者心腔、心瓣膜和主动脉弓却无异常。他提出“不能再忽略下腔静脉的脱落血栓，其有穿过房间隔进入额叶的风险”，这是第一次将卵圆孔未闭与脑梗死(反常栓塞)联系到一起的理论研究。

近年来，随着对卵圆孔未闭研究的不断深入，人们已认识到不明原因脑卒中、偏头痛、斜卧呼吸—直立型低氧血症、睡眠呼吸暂停综合征、冠脉正常的心肌梗死及神经减压病等可能都与卵圆孔未闭有一定的关系，并提出了卵圆孔未闭相关综合征的概念。近20年来，多个临床观察证明封堵未闭的卵圆孔可以降低脑血管事件发生率。根据国家卫生健康委员会的统计资料显示，我国近70%的脑血管病患者为缺血性脑卒中，每年脑血管病新发病例有250万人，死于脑血管病的人多达150余万，其中脑栓塞患者占60%~80%。缺血性脑卒中年复发率高达17.7%。尽管进行了彻底的检查和评估，临床上仍有30%~40%的年轻脑卒中幸存者未找到确切的病因。我国是人口大国，按1/4的发病率计算，卵圆孔未闭人群过亿，因此开展该疾病相关知识的科普尤为重要。为了使广大卵圆孔未闭患者以及从事心脑血管病临床防治工作的医务人员系统地了解卵圆孔未闭相关的常见问题，我们组织心血管外科、神经内科、精神科及影像诊断学专家，编写了《四分之一的成年人都多个“心眼”——卵圆孔未闭60问》一书。本书共分为四章，内容涵盖认识卵圆孔未闭、卵圆孔未闭与多种疾病的关系、确诊卵圆孔未闭的相关检查、卵圆孔未闭是否需要处理等。

在编写本书之前，我们的临床工作者运用了长达两年的时间来收集病友们对卵圆孔未闭的知识需求。在编写过程中，编委坚持严谨、认真、求实的工作态度，但疏漏和不足之处在所难免，恳请广大同行不吝赐教，以使卵圆孔未闭科普工作日臻完善。

愿本书能成为广大卵圆孔未闭患者的健康指导用书，能成为广大从事心脑血管病临床防治工作的医务人员的实用参考用书。

编 者

2020年12月

目 录

第四章　多出来的“心眼”怎么处理？——卵圆孔未闭的治疗

第一章

揭秘四分之一的成年人都多个『心眼』

——认识卵圆孔未闭

1. 什么是卵圆孔未闭?

卵圆孔未闭(Patent Foramen Ovale，PFO)是目前成年人中最为常见的先天性心脏结构异常，成年人 PFO 的发生率为 20%~25%，即每 4 个成年人中就有 1 人存在此种心脏结构异常(图 1-1)。卵圆孔是胚胎时期胎儿心脏房间隔中部左右心房间的交通孔，因形似卵圆形而得名，是胎儿时期重要的正常生理通道之一。新生儿出生时，随着第一声啼哭，左心房压力升高，使左侧的原发房间隔和右侧的继发房间隔完全融合，大部分 1 年内可自然融合，如果超过 3 岁还未融合则为卵圆孔未闭。

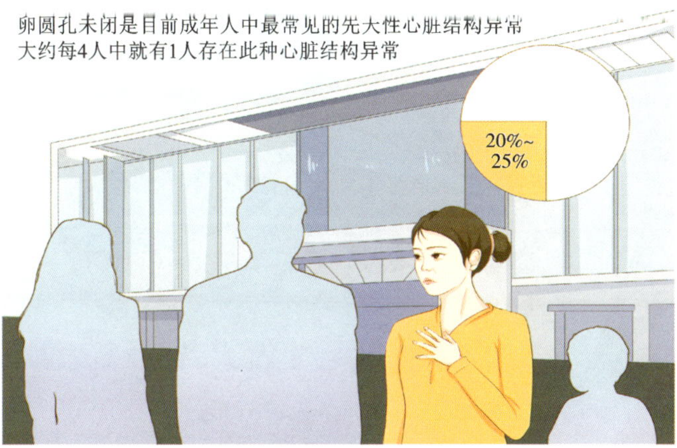
卵圆孔未闭是目前成年人中最常见的先天性心脏结构异常
大约每4人中就有1人存在此种心脏结构异常
20%~
25%

图 1-1　卵圆孔未闭的定义及发病率

2. 为什么这么多人有卵圆孔未闭?

未闭的卵圆孔是胎儿维持血液循环的正常通道。胎儿在母亲子宫里的时候是不能够自己呼吸的，所需要的养分通过脐带供应，这时心脏左心房和右心房之间的卵圆孔并没有闭合，血流从此孔流过，其目的是为了让来自母亲脐带的养分滋养胎儿(图 1-2)。婴儿出生以后，开始靠自己的肺进行呼吸，这个时候卵圆孔就完成了它的使命，开始慢慢闭合。人体心脏分为左心房、右心房、

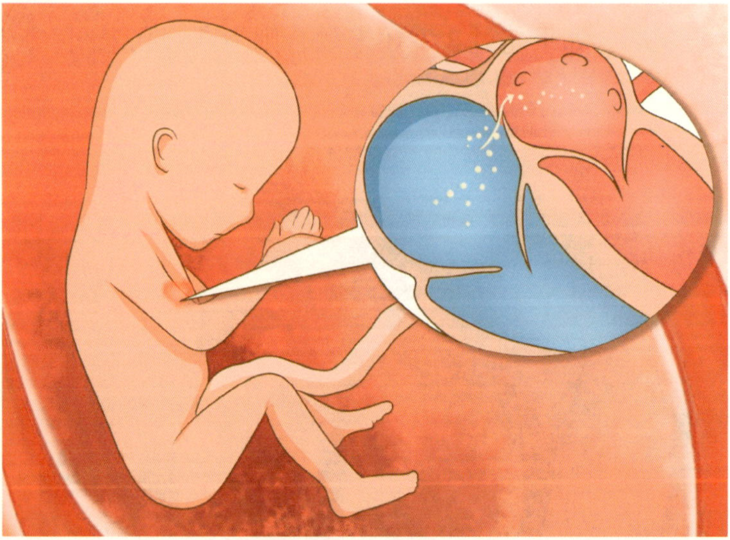

图 1-2　卵圆孔未闭示意图

左心室、右心室，左心房和右心房之间叫做房间隔，卵圆孔未闭就存在于房间隔当中。大部分的人在半岁至一岁时卵圆孔就会闭合，但是大约有 1/4 的人由于各种因素的影响，卵圆孔并不能完全闭合，会留下大小不一的缝隙，成为左右心房之间的交通口，这种情况就称为 PFO。

3. 卵圆孔未闭会对人体造成哪些影响?

在日常生活中，只有极少数人会出现临床症状。卵圆孔未闭其实是指房间隔上连通左心房和右心房之间的一条缝隙。卵圆孔未闭无分流时对人体是没有影响的，但若是出现了明显右向左分流时就会引起一系列临床症状(图 1–3)。对于有顽固性偏头痛、不明原因脑卒中或短暂性脑缺血、阻塞性睡眠呼吸暂停等病史的患者来说尤其要警惕，应积极到大医院检查看看是否有卵圆孔未闭。

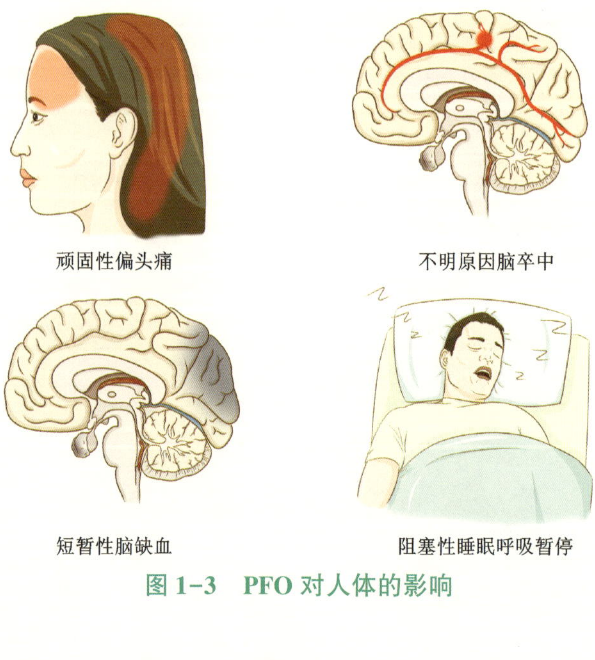

图 1–3　PFO 对人体的影响

4. 为什么卵圆孔未闭会对人体造成影响？

心脏的结构分为左心和右心两部分，左心负责将肺内氧合后的动脉血注入全身，右心负责回收体循环的静脉血并注入肺脏。人体静脉系统内的一些杂质在正常情况下可以通过肺循环被过滤清除掉。但是，由于心脏内多出的“心眼”，一些杂质就可以通过未完全闭合的卵圆孔避开肺循环直接到达动脉系统，进而导致体循环栓塞。栓塞多发生于脑部，其次为四肢及各内脏器官(图 1-4)。

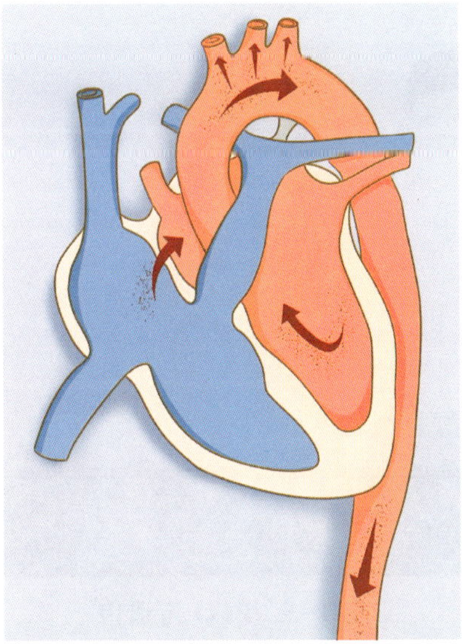

图 1-4　PFO 对人体造成影响示意图

5. 卵圆孔未闭会遗传吗？

卵圆孔未闭是非常常见的先天性心脏结构异常（图 1–5），但遗传的可能性不大，即使父母患病，也不意味着孩子就一定会患病。因此学龄期儿童如果有反复头痛、头晕或出现不明原因晕厥症状时，父母还是有必要带孩子进行体检，以便能较早地发现卵圆孔未闭并进行治疗。只有这样做，才不会有严重后果。

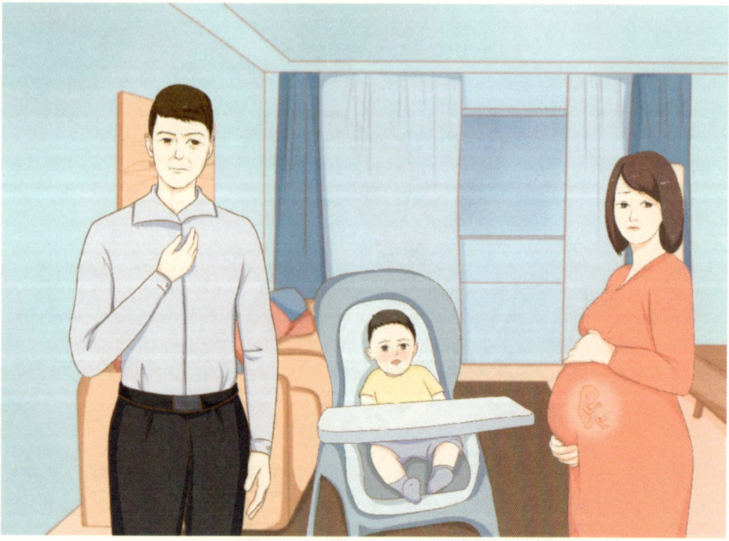

图 1–5 PFO 与遗传

第二章

『洞在心，病在脑』是真的吗？

——卵圆孔未闭与头痛头晕、中风、眩晕、呼吸睡眠暂停

卵圆孔未闭健康科普1

6. 什么是偏头痛?

偏头痛(图 2-1)是临床最常见的原发性头痛类型，发作时间一般持续 4~72 小时，典型的偏头痛表现为一侧或双侧头部的搏动性中重度疼痛，伴有畏光畏声、恶心呕吐，影响正常工作学习和生活。10%的偏头痛患者伴有先兆症状(每次发作前出现的可逆的、局灶性脑功能异常)：常见有闪光性暗点，面部和上肢针刺感、麻木感、蚁走感，言语障碍等。偏头痛虽与遗传、内分泌、代谢等因素有关，但具体的病因和发病机制目前尚不明确。偏头痛会给患者的日常生活带来严重影响。

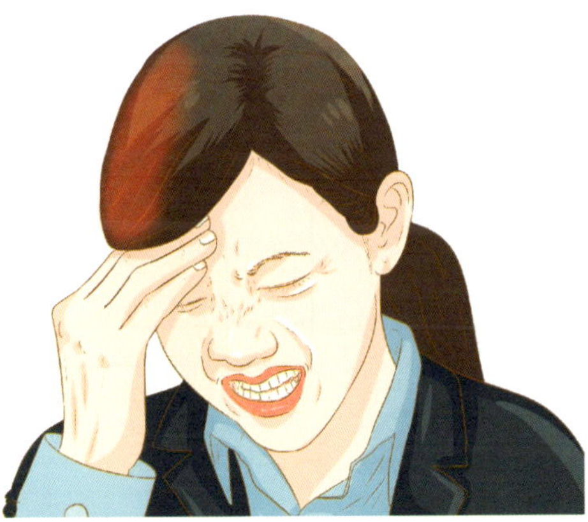

图 2-1 偏头痛

卵圆孔未闭健康科普2

7. 卵圆孔未闭与偏头痛有关系吗？

卵圆孔未闭和偏头痛之间存在潜在联系(图 2-2)。在偏头痛患者中卵圆孔未闭的发生率为 30%~40%，在有先兆偏头痛的人群中卵圆孔未闭的发生率更是高达48%~70%。多项权威性临床研究均肯定了卵圆孔未闭与偏头痛(特别是先兆性偏头痛)之间存在密切联系。而且，多项观察性的，特别是回顾性的研究显示，卵圆孔

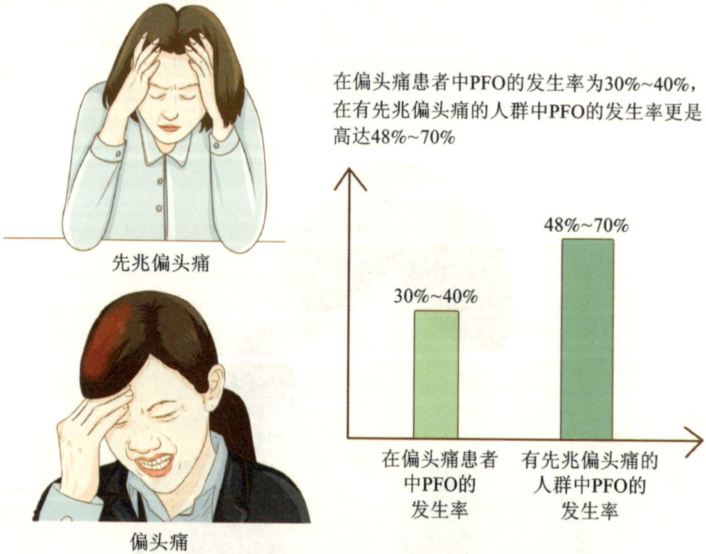

图 2-2　偏头痛与 PFO 的关系

未闭封堵术能显著减轻偏头痛的相关症状。鉴于卵圆孔未闭与偏头痛之间的紧密联系，卵圆孔封堵术目前可以作为偏头痛相关的一种可选择的治疗手段，但是否为因果联系还需要进一步的研究证实。

8. 卵圆孔未闭到底是如何引起偏头痛的呢？

目前临床上有几种理论(图 2-3)：

第一种，人体静脉系统内的一些杂质在正常情况下可以通过肺部血液循环被过滤清除掉。但是，由于心脏内多出的“心眼”，患者在深呼吸、咳嗽、用力排便等一些特殊情况下会导致右心系统的压力增高，引起右向左分流，从而使静脉系统的微血栓、空气栓子、脂肪栓子、神经递质等可以通过未闭的卵圆孔避开肺循环直接到达体循环，进入大脑，达到一定浓度后引起偏头痛发作。这些杂质在颅内沉积的部位不同，诱发偏头痛的先兆症状也不同。

第二种，偏头痛可以被血管活性物质(如五羟色胺)诱发。正常情况下，静脉血中的血管活性物质经肺循环清除。由于存在卵圆孔未闭，静脉血可以不经肺循环，直接进入体循环，进而进入大脑。这种未经肺循环的血液中的五羟色胺等血管活性物质代谢失败，造成流入大脑的血液中含有高浓度的相关递质，从而诱发偏头痛。

第三种，卵圆孔未闭造成的血液分流可导致短暂的低氧血症，进而导致偏头痛等。

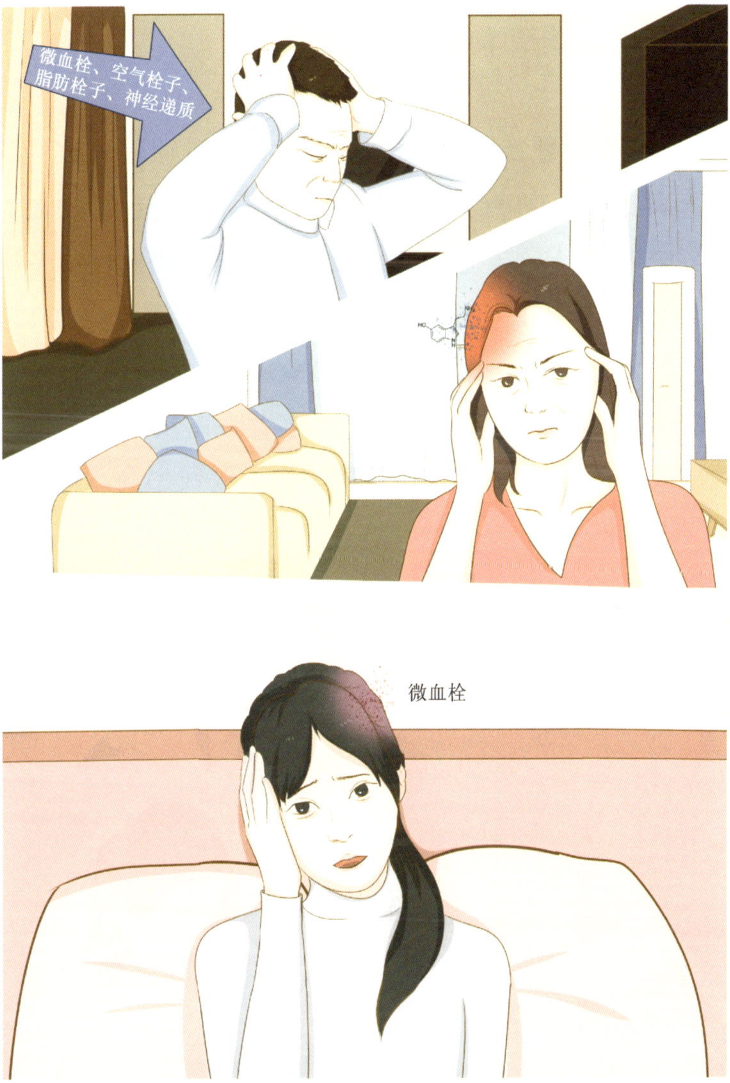

图 2-3 PFO 引起偏头痛的机制

9. 什么是脑卒中?

脑卒中(图 2-4)俗称中风，是指各种原因导致的脑血管病变或血流障碍引发的脑功能障碍。它包括缺血性脑卒中(如脑梗死、短暂性脑缺血发作)和出血性脑卒中(包括脑实质出血、脑室出血以及蛛网膜下隙出血)两种。轻者会出现一些不适症状：头痛、头晕、视力障碍、言语障碍、肢体麻木、乏力。严重者会出现意识障碍甚至危及生命。脑卒中具有发病率高、致残率高、复发率

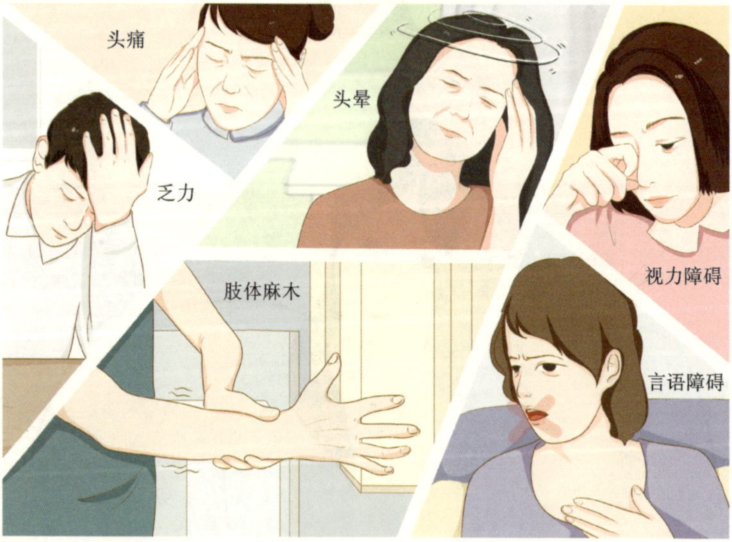

图 2-4　脑卒中

高和死亡率高的特点。

临床常见的缺血性脑卒中具体分型如下：大动脉粥样硬化性（LAA）、心源性栓塞性（CE）、小动脉闭塞型（SAA）、其他明确病因型（SOE）、不明原因型（SUE）。不明原因型卒中，又称为隐源性卒中（cryptogenic stroke，CS），指经现代化的各种检查手段广泛评估仍找不到病因的脑卒中，占缺血性卒中的30%~40%。

卵圆孔未闭健康科普3

10. 卵圆孔未闭与隐源性脑卒中有关系吗?

越来越多的研究表明，卵圆孔未闭是隐源性卒中的一个重要病因，且为独立危险因素(图 2-5)。年龄<55岁的隐源性卒中患者，卵圆孔未闭的检出率高达 40%~50%。卵圆孔未闭患者发生卒中的风险取决于卵圆孔未闭的大小、未闭通道的长度、房间隔瘤(ASA)的存在与否以及分流程度。

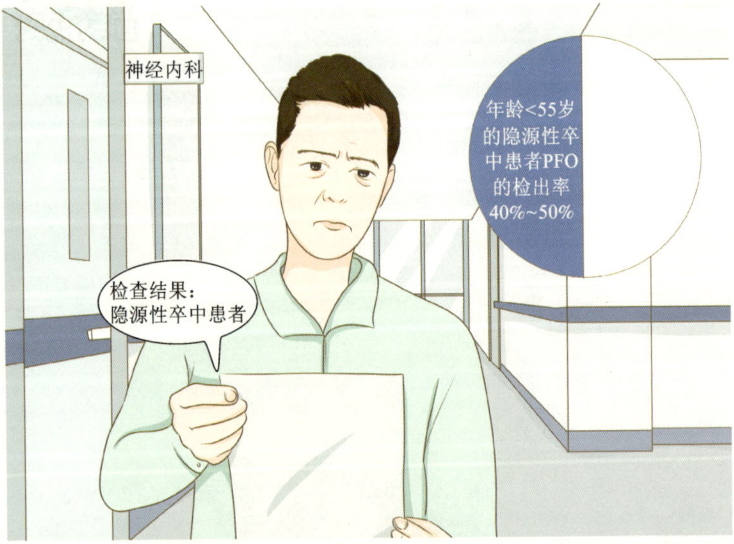

图 2-5　PFO 与脑卒中

11. 卵圆孔未闭到底是怎么引起脑卒中的呢？

目前临床上有几种理论（图 2-6）：

第一种，反常栓塞，这是目前最受认可的机制。卵圆孔未闭在左、右心房之间形成了一个避开肺循环的通道，来自静脉或者右心的血栓可以通过卵圆孔直接进入左心房，进而进入体循环动脉系统，引起缺血性脑卒中。

第二种，原位栓塞。因为卵圆孔未闭是一个裂隙样通道，而左、右心房又是两个低压腔，所以在卵圆孔内本身就可以形成血栓，这部分血栓脱落也可能导致缺血性卒中。

第三种，节律障碍。卵圆孔未闭可以导致左心房电活动异常，从而导致心脏活动节律障碍，进而增加心脏内血栓形成的风险，导致心源性栓塞的发生。

第四种，卵圆孔未闭合并房间隔瘤（ASA）。房间隔瘤是一个与卒中密切相关的解剖学因素，它可以随着心跳节律左右摆动，增加了分流量和血栓发生可能性，合并房间隔瘤的卵圆孔未闭患者发生卒中反复发作的风险明显增加。

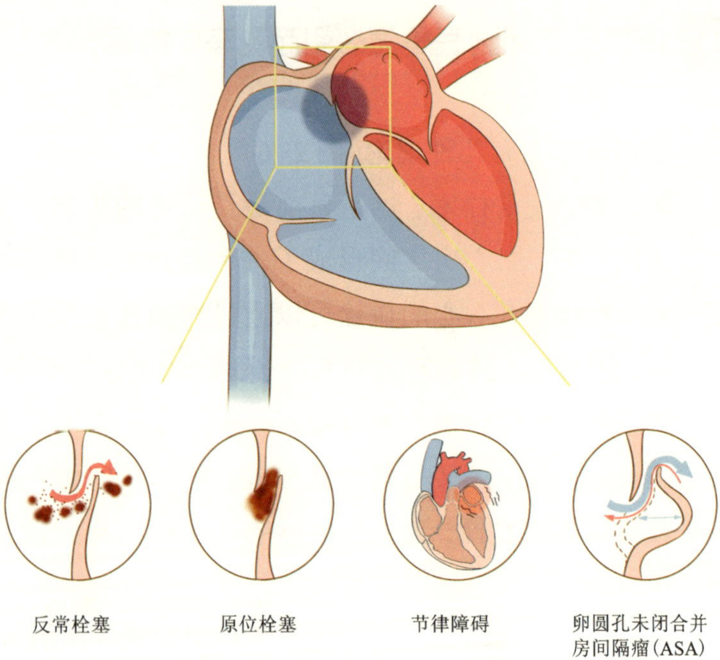

图 2-6　PFO 引起脑卒中的机制

12. 什么是眩晕？

眩晕是指人对周围物体的运动状态或自身的空间位置的运动错觉，患者常常感到有外界物体发生移动或旋转，或者自身未活动时却感到自身旋转、摇摆、晃动或跌落感，是一种运动性或位置性幻觉，是机体对空间定位和重力关系体察能力的障碍，或者可认为是平衡障碍在大脑皮层产生的主观反应(图 2-7)。

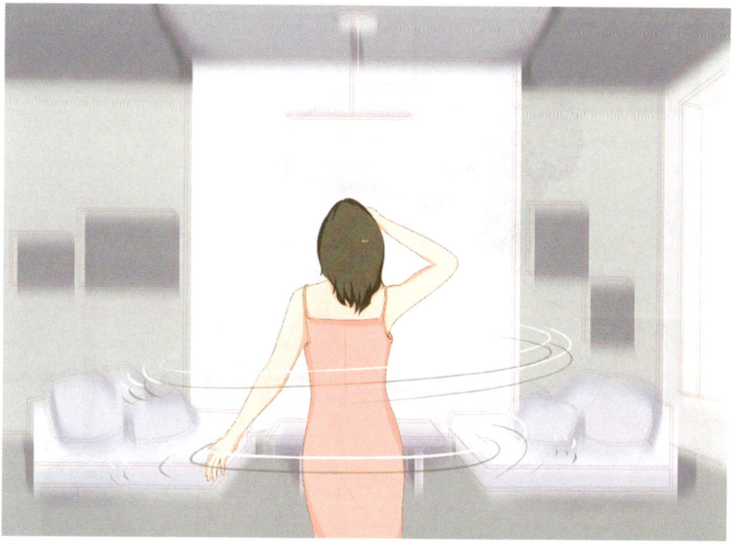

图 2-7 眩晕

13. 卵圆孔未闭与眩晕有关系吗？

卵圆孔未闭可导致椎基底动脉系统的脑梗死或短暂性脑缺血发作，从而导致中枢性眩晕的发生（图 2-8）。有研究表明，对眩晕患者的颅内梗死病灶数量、部位、大小和责任血管进行比较分析发现，44.4%的卵圆孔未闭患者的脑卒中发生在椎基底动脉系统。

另外，卵圆孔未闭可能是内耳减压病的潜在病因。中到重度的心脏右向左分流可能是内耳减压病的主要诱

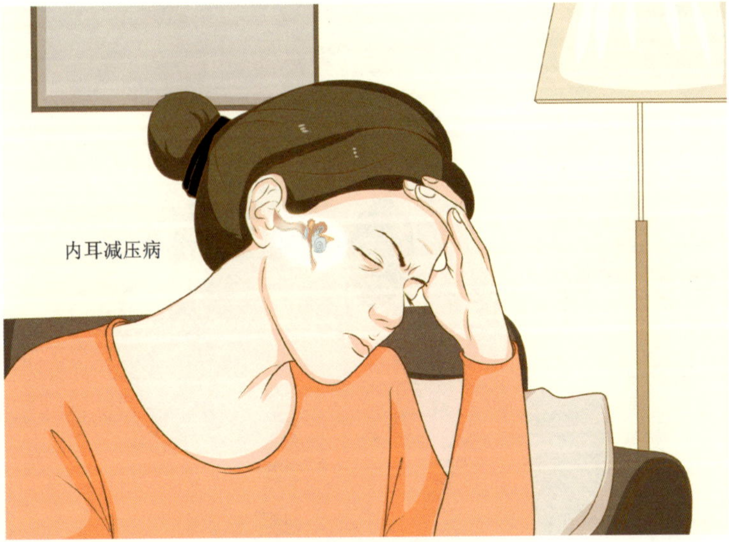

图 2-8　PFO 与眩晕

因，迷路动脉通常由小脑下前动脉或直接由基底动脉供血，但是颅内动脉能更快地清除或吸收气泡从而避免损伤，因而内耳更容易损伤，出现眩晕或听力下降。

14. 什么是睡眠呼吸暂停综合征?

睡眠呼吸暂停综合征(sleep apnea syndrome SAS),是指连续7小时睡眠中呼吸暂停及低通气反复发生30次以上,或呼吸紊乱指数即睡眠呼吸暂停+低通气指数,也就是平均每小时睡眠中的呼吸暂停+低通气次数大于或等于5次/小时(图2-9)。

具体表现为:患者夜间睡觉时打呼噜,且呼噜声响声较大,呼一呼停一停,有时候可以暂停数十秒。患者

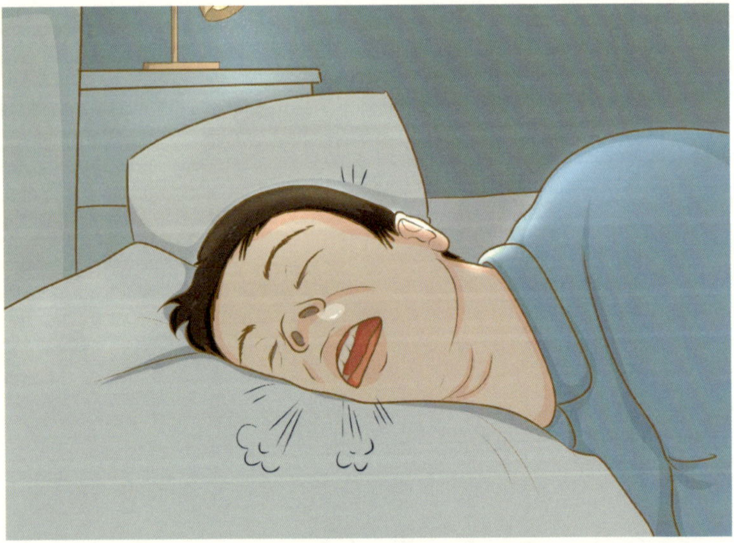

图2-9 呼吸睡眠暂停综合征

总感觉晚上睡眠质量不好，白天只要没有事情时很容易瞌睡，尤其是晨起后明显。目前的治疗手段主要是佩戴正压呼吸机。呼吸机戴上以后，夜间睡觉的时候能够双水平、双通道进行呼吸，在呼气时就随之把二氧化碳呼出，助力进行吐气，当吸气的时候就助力把氧气吸进，然后使气道打开，从而解决患者的鼾声问题并改善缺氧，使症状得到缓解。

15. 卵圆孔未闭与睡眠呼吸暂停综合征有关系吗？

睡眠呼吸暂停综合征分为阻塞性睡眠呼吸暂停综合征(obstructive sleep apnea syndrome，OSAS)、中枢型睡眠呼吸暂停综合征(central sleep apnea syndrome，CSAS)及混合型睡眠呼吸暂停综合征(mixed sleep apnea syndrome，MSAS)。目前研究显示，卵圆孔未闭与阻塞性睡眠呼吸暂停综合征相关(图2-10)。在阻塞性睡眠呼吸暂停综合征患者中，卵圆孔未闭的发生率高于一般

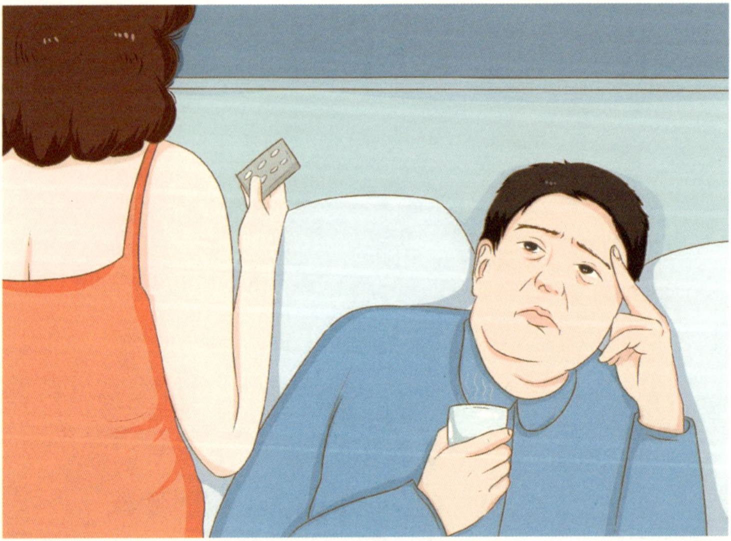

图2-10　PFO与呼吸睡眠暂停综合征

人群。此外，卵圆孔未闭还可能是阻塞性睡眠呼吸暂停综合征造成机体损害性的一个重要的促进因素。阻塞性睡眠呼吸暂停综合征反复发作导致的间歇性低氧血症可以导致肺动脉收缩，肺动脉压逐渐升高，右心压力增高，一方面增加了卵圆孔未闭发生的可能性，另一方面导致了呼吸暂停时右向左分流，增加了血栓栓塞的可能性，两者同时存在时，将增加低氧血症和脑卒中的发生率。因此，合并卵圆孔未闭的阻塞性睡眠呼吸暂停综合征患者发生脑卒中的风险增加，建议对于合并卵圆孔未闭的阻塞性睡眠呼吸暂停综合征患者使用药物干预或实施卵圆孔未闭封堵术以预防脑卒中的发生。

16. 什么是一过性黑矇？

黑矇是视力受损的症状，表现为眼睛看到的景象变得很暗，甚至暗得一片漆黑，以至于看不见东西。一过性黑矇(图 2-11)是指黑矇只维持了很短的时间又恢复正常，一瞬间视野里变暗了，什么都看不见，视力缺失经常在 5~19min 完全恢复，常常由于一过性脑缺血、贫血、低血压等引起。这种症状可见于脑部实质病变、脑血管疾病，或者是全身疾病引起的脑部血供异常。

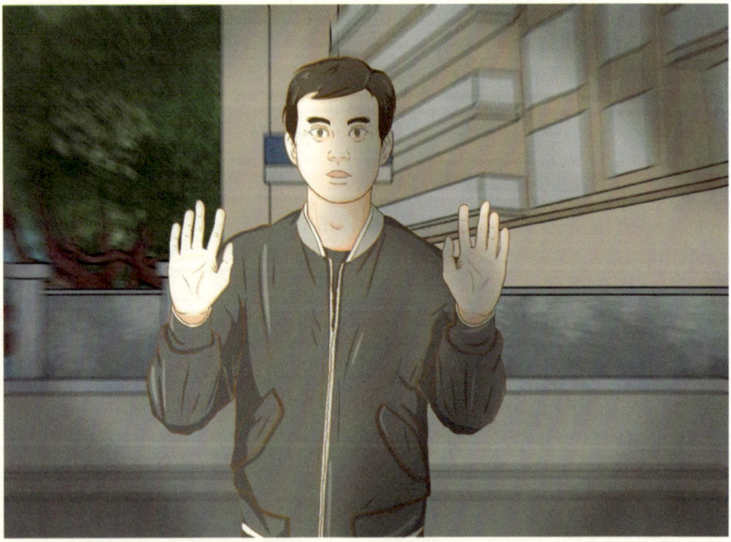

图 2-11　一过性黑矇

17. 卵圆孔未闭与一过性黑朦有关系吗?

一过性黑朦的发生与颈动脉系统的短暂性脑缺血发作有关(图 2-12)，可由各种微栓引起。栓子进入颈内动脉系统导致视网膜动脉缺血，进而导致视网膜循环的暂时停止，之后由于循环的再通，暂时性黑朦可以完全恢复正常。栓子可通过未闭的卵圆孔进入颈内动脉系统，影响视网膜循环障碍，进而导致一过性黑朦。

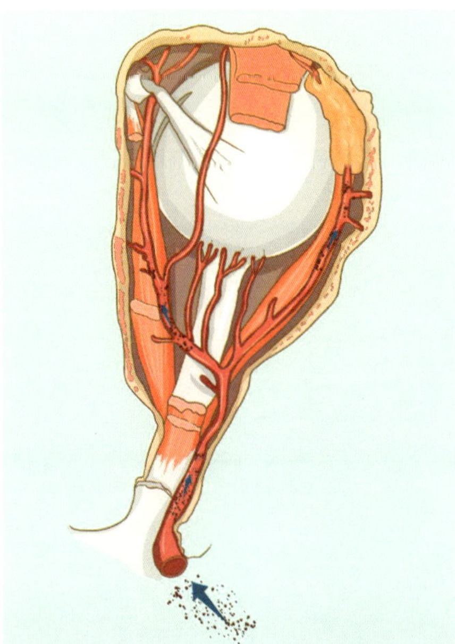

图 2-12 PFO 与一过性黑朦

第三章

发现多了个『心眼』

——卵圆孔未闭相关检查

18. 如何发现卵圆孔未闭?

目前发现和诊断卵圆孔未闭的检查方法有很多，包括经胸超声心动图（TTE）、经食管超声心动图（TEE）、经颅多普勒超声（TCD）等。每种检查方法都各有优缺点（图 3-1）。常规情况下首先采用经胸超声心动图和经颅多普勒超声检查。经颅多普勒超声是确认是否存在右向左分流的重要检查。经胸超声心动图检查快捷、无创

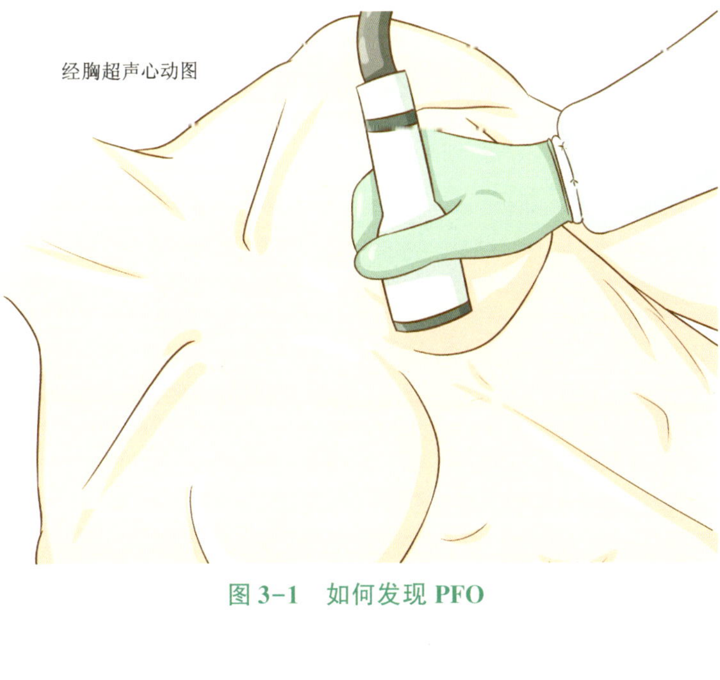

图 3-1　如何发现 PFO

伤、无痛苦，但阳性率低，可检查出较大、有明显分流血彩的简单类型卵圆孔未闭，配合心脏发泡实验可明显提高检出率。经食管超声心动图的检出率则可高达95%以上，能检查出较小、较隐蔽及复杂类型的卵圆孔未闭，但被检查者有一定的不适感，一般人可忍受。

卵圆孔未闭健康科普4

19. 什么是心脏发泡实验检查？

经胸超声心动图右心声学造影检查，即心脏发泡实验(图 3-2)，是一种用于检查心脏右向左分流和肺动静脉分流的方法。存在卵圆孔未闭的人群通常是左向右分流，部分患者在做 Valsalva 动作(即深吸气后，在屏气状态下用力做呼气动作)或用力咳嗽时，可使右心房压力一过性高于左心房，从而出现右向左分流。发泡实验即在 Valsalva 动作的配合下，经肘静脉注入含空气微泡的悬液进入右心房后，模拟反常栓塞经未闭的卵圆孔进入

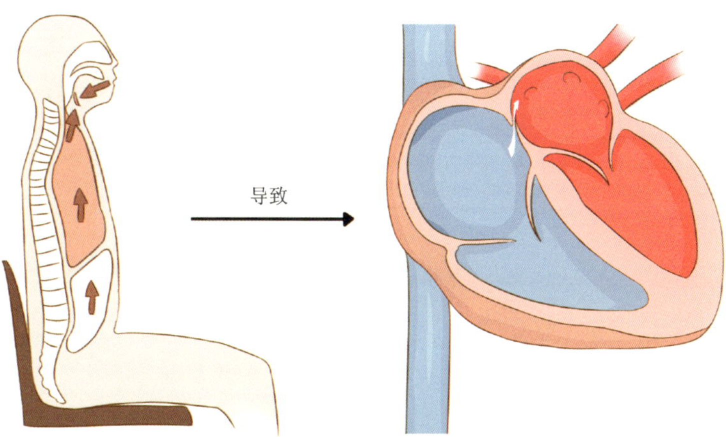

图 3-2　心脏发泡实验检查

左心房。此时如果在左心房内观测到微泡，说明发泡实验结果为阳性，即可能存在卵圆孔未闭。反常栓塞说的就是在右心压力升高时会出现卵圆孔水平的右向左分流，从而使右心系统的某些物质(如：微小血栓、空气、脂肪等)进入左心房继而引起体循环部位的栓塞症状。

20. 什么是“瓦萨瓦”动作？

瓦萨瓦(Valsalva)动作是令患者行强力闭呼动作，即深吸气后屏气，在屏气状态下再用力做呼气动作，通过增加胸内压来影响血液循环和自主神经功能状态，进而达到诊疗目的的一种临床生理实验(图3-3)。

Valsalva动作可一过性升高右心房压，此时，注射含空气微泡的悬液行右心声学造影可使卵圆孔未闭的检出率提高(可提高60%~78%)。

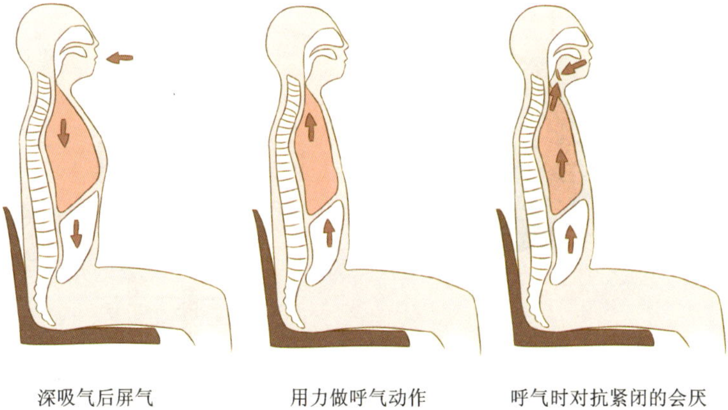

图3-3　“瓦萨瓦”动作

21. 为什么常规心脏彩超对卵圆孔未闭的检出率低？

成人因受各种因素（如肥胖、肺气过多等）的影响，常规经胸超声心动图对卵圆孔未闭检出率较低，即使让很有经验的超声医生做常规经胸超声心动图检查，卵圆孔未闭也常常容易漏诊（图3-4）。因此，对常规经胸超声心动图疑似卵圆孔未闭者，可进一步行经胸超声心动图右心声学造影检查，也就是我们常说的心脏发泡实验。若仍无法明确者，建议再进一步完善经食管超声心动图下的右心声学造影检查。

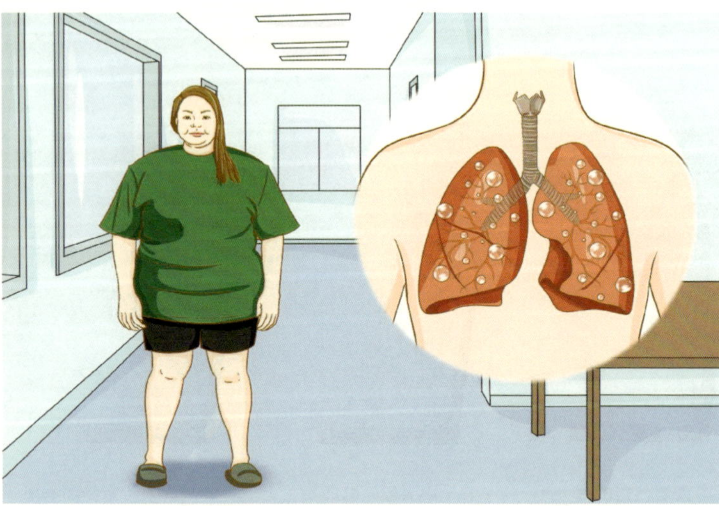

图3-4　PFO的常规检出率低

22. 什么是经食管超声心动图?

经食管超声心动图(TEE)是将超声探头经口腔置入食管内(食管位于心脏后方),从心脏后方近距离探查其内部结构,避免了胸壁、肺气等因素的干扰,能比经胸壁探查更清楚地显示心内结构,发现一些隐匿性病变。该检查类似于胃镜检查(图 3-5),被检查者会有一定的不适感(检查前使用口咽部表面麻醉剂可在一定程度上减轻检查时的不适感)。

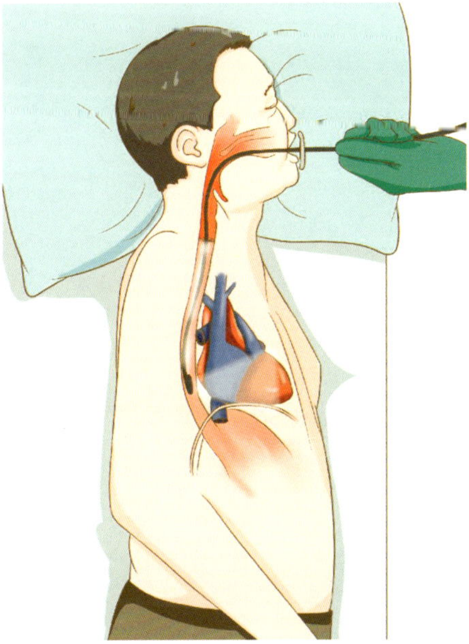

图 3-5 经食管超声心动图

23. 对于卵圆孔未闭患者，什么情况下需要做经食管超声心动图检查？

如果完善经胸超声心动图发泡实验后对卵圆孔未闭的诊断仍存在疑问，或者需要对卵圆孔的结构类型做进一步判定，以明确是否需要手术治疗者，应行经食管超声心动图检查。

24. 卵圆孔未闭行心脏发泡实验检查需要注意哪些事项，需要空腹吗？

检查前需要行静脉留置针穿刺，检查中不必紧张，只需配合医生进行瓦萨瓦(Valsalva)动作或用力咳嗽等动作即可。心脏发泡实验无绝对禁忌证，但如有特殊情况及其他疾病病史，检查前也请告知医生，如：1)晕针史；2)高血压、主动脉夹层、急性心肌梗死、急性大面积肺栓塞、腹主动脉瘤、重度主动脉或左心室流出道狭窄等心血管疾病史；3)其他危重症或精神疾患无法配合Valsalva动作者(图3-6)。

经胸超声心动图发泡实验一般不需要空腹。检查当日可以进食早餐，避免发生低血糖反应。如果需要进一步行经食管超声心动图右心声学造影检查，则检查前应禁食8~10小时，禁饮4小时，检查后禁饮2小时。行经食管超声心动图检查前，如有特殊情况与病史也需告知医生，如：表面麻醉药过敏史、咽喉部及食管肿瘤、食管穿孔、食管憩室、活动性上消化道出血、食管手术后不久等。

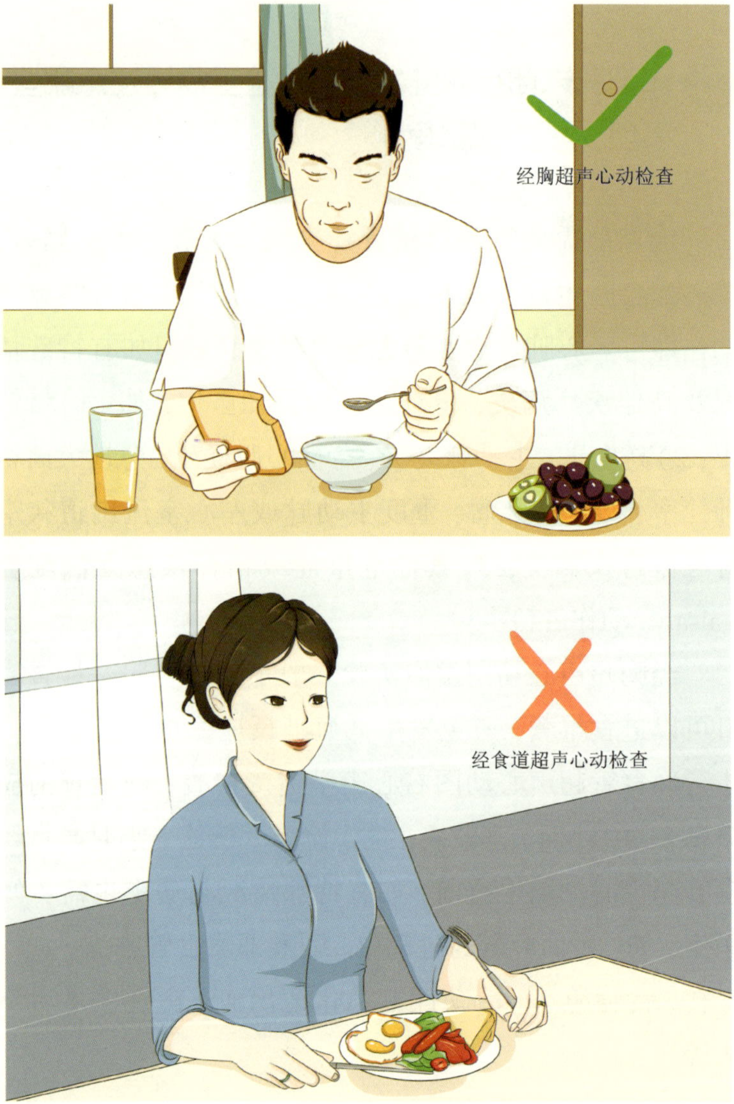

图 3-6　心脏发泡实验检查注意事项

25. 心脏发泡实验检查痛吗？对身体有损伤吗？

在进行发泡实验前，护士会在您的肘静脉处穿刺一个静脉留置针(图 3–7)。经胸超声心动图发泡实验过程中的疼痛仅局限于穿刺留置针带来的疼痛，之后不会再有带来明显疼痛感受的操作。心脏发泡实验是一项安全系数非常高的检查，无须担心它会给身体带来伤害。

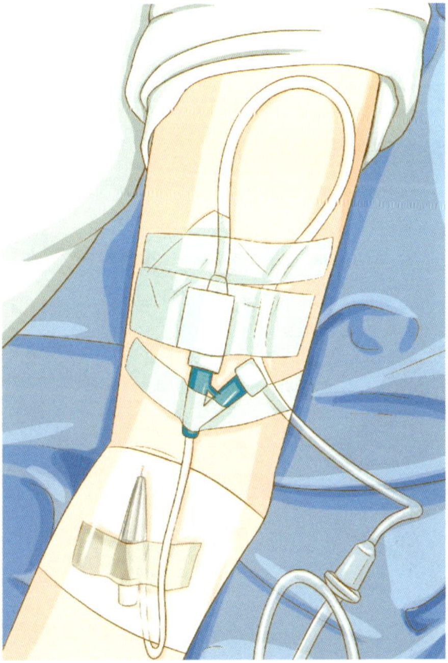

图 3–7　心脏发泡实验检查的安全性

26. 什么是经颅多普勒超声（TCD）声学造影检查？为什么要做TCD检查？

经颅多普勒超声（TCD）声学造影检查（图3-8），即头部血管发泡实验检查，就是通过将安全比例的空气和盐水震荡形成的含空气微泡的悬液注射入血管，进而检测脑血管中微气泡数量的一种检查方法。若存在右向左分流，注入右心系统的微气泡会分流到左心系统，则在脑血管中能探查到微气泡信号。经颅多普勒超声声学造影也是一种相对无创且准确的检查，对于右向左分流的诊断敏感性及特异性比较高。

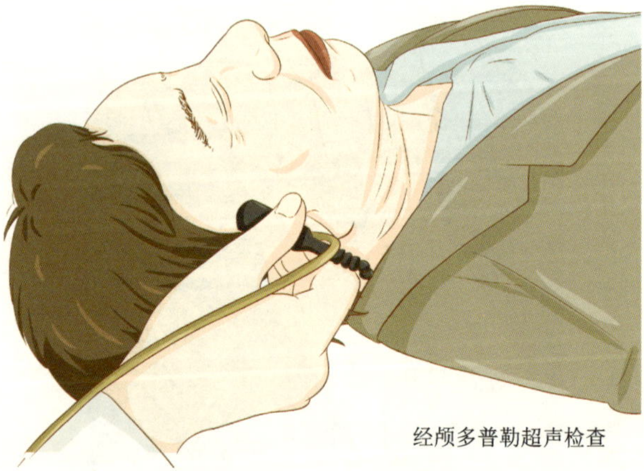

图3-8　经颅多普勒超声检查

27. 单纯经颅多普勒超声声学造影检查能否确诊卵圆孔未闭？已经做了经颅多普勒超声声学造影检查，为什么还需要做心脏发泡实验呢？

虽然经颅多普勒超声声学造影检查最大的优点是简单、无创、安全、重复性好，也能够探测到右向左分流的信号，但它的局限性在于无法明确栓子的具体来源，即无法判定分流具体位于哪个水平，更无法明确卵圆孔具体的结构形态，所以仅凭单纯的经颅多普勒超声声学造影检查不能作出卵圆孔未闭的定性诊断，也无法明确是否有手术指征，医生需要通过心脏发泡实验来准确判断分流的来源、分流量的大小，以进一步采取合适的治疗方案。

28. 如果经胸超声心动图检查出了卵圆孔未闭，还需要做经颅多普勒超声声学造影检查吗？

由于操作方便、价格低廉、简单易行、易推广的特点及优势，经胸超声心动图目前是临床检测卵圆孔未闭最常用的超声技术（图 3-9）。但部分成人因受各种因素（如肥胖、肺气过多等）的影响图像质量欠佳，进而影响左心内微气泡的观察。若高度怀疑卵圆孔未闭时则需进

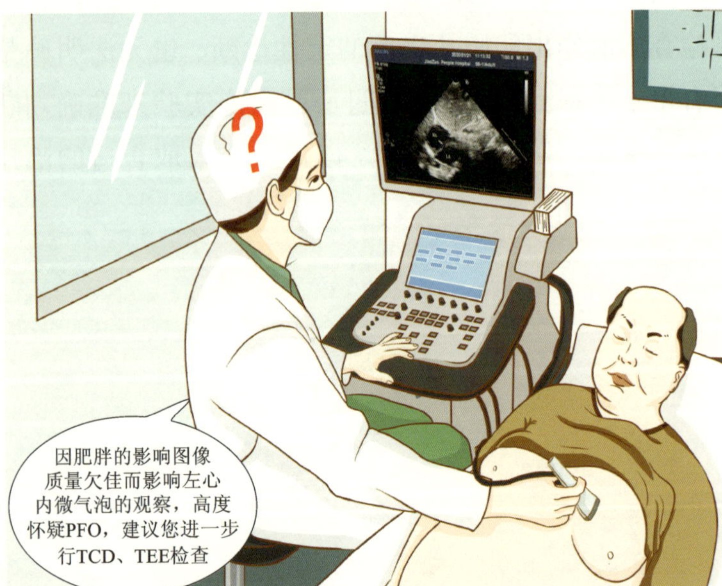

图 3-9 PFO 与经胸超声心动图、TCD 检查

一步行经颅多普勒超声声学造影，乃至经食管超声心动图检查以进一步证实卵圆孔未闭是否存在，以及是否存在右向左分流。经胸超声心动图与经颅多普勒超声声学造影是两种互为补充的检查方式。

第四章

多出来的『心眼』怎么处理？

——卵圆孔未闭的治疗

29. 卵圆孔未闭怎么治疗？

1）药物治疗：迄今为止尚无统一意见。药物治疗主要是抗栓治疗，服用抗血小板聚集药或抗凝药预防脑卒中。但脑卒中事件发生后，即使采用了系统抗栓治疗，再发率仍较高。

2）介入手术治疗：采用经导管的方法植入封堵器是根治卵圆孔未闭最有效的手段。这种介入手术既可以在超声引导下做，也可以在 X 线引导下做（图 4–1）。

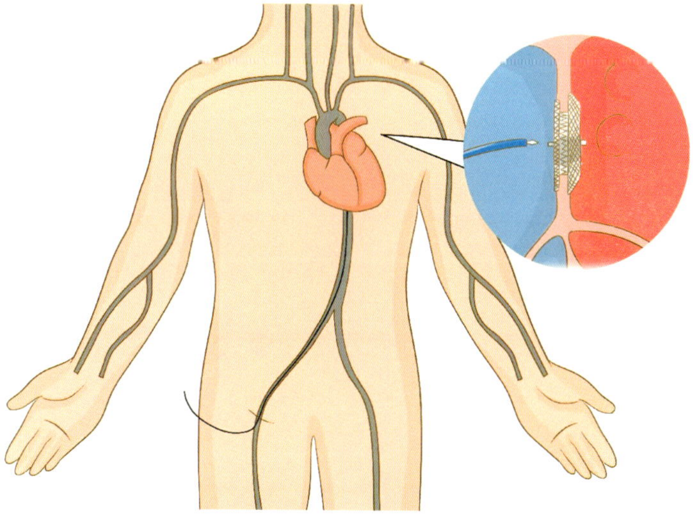

图 4–1　PFO 的治疗方法

30. 卵圆孔未闭可以不做手术吗？

卵圆孔未闭要不要手术分为两种情况：

1）卵圆孔未闭无症状者无需手术治疗，建议定期复查。

2）但对于出现反复偏头痛或不明原因脑卒中的患者，经专科医生评估后，对于存在长隧道的、大型的、合并房间隔瘤的、合并希阿里氏网以及欧式瓣等特殊结构的高风险患者，建议行卵圆孔未闭封堵手术。

31. 卵圆孔未闭患者可以服用哪些药物来预防脑卒中?

药物治疗(图 4-2)主要用于预防卵圆孔未闭患者脑卒中或短暂性脑缺血的复发。药物主要为抗血小板(阿司匹林、氯吡格雷)和抗凝药物(华法林)。研究表明,卵圆孔未闭合并不明原因脑卒中的患者,服用阿司匹林组 2 年脑卒中复发率为 13.2%,华法林治疗组 2 年事件发生率为 16.5%,两组间无统计学差异,但是华法林组小出血风险明显增加。因此,推荐采取抗血小板治疗

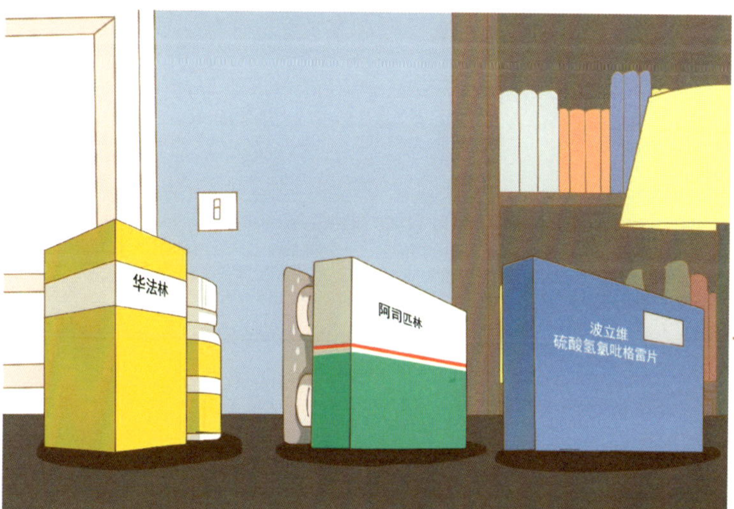

图 4-2　预防脑卒中的药物

(阿司匹林或氯吡格雷)作为首选治疗。对于抗血小板治疗中仍有脑卒中复发者，或并发深静脉血栓形成及高凝状态者，可改用华法林抗凝治疗。尽管药物治疗无手术风险，但需长期治疗，容易出现漏服等情况，从而影响治疗效果。另外，出血是其最主要的并发症。有研究表明，对于卵圆孔未闭合并房间隔瘤者，即使采用有效的抗血小板治疗，其脑卒中复发率仍较高。

32. 如何识别卵圆孔未闭“高风险人群”？

如果卵圆孔未闭患者出现如下症状，通常称为“高风险人群”，可考虑手术治疗(图 4–3)：1)活动时血氧饱和度降低；2)重度阻塞性睡眠呼吸暂停综合征；3)高凝状态(免疫或药物介导的)；4)外科手术后静脉血栓形成风险；5)卵圆孔未闭分流量大；6)合并房间隔膨出瘤；7)合并过长的欧式瓣或希阿里氏网；8)静息状态下右向左分流；9)特殊职业者(如潜水员、飞行员等)。

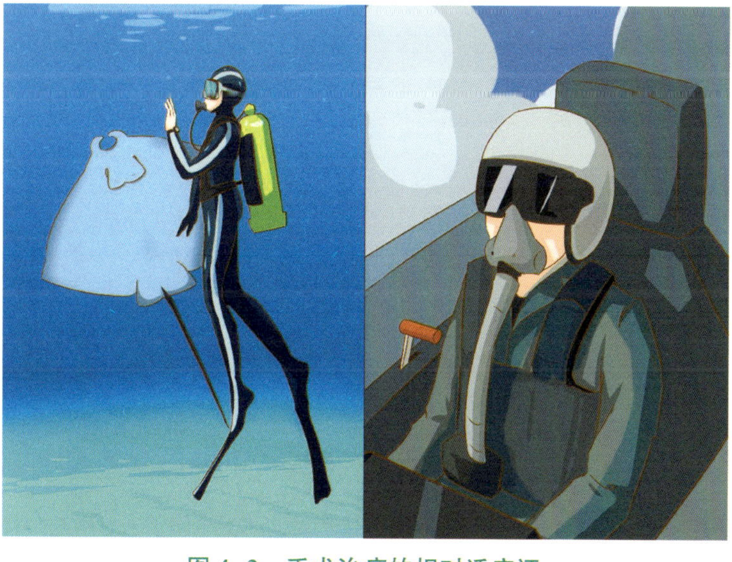

图 4–3　手术治疗的相对适应证

33. 卵圆孔未闭封堵手术有风险吗？

卵圆孔未闭一般采用微创手术治疗，手术技术非常成熟。但任何手术都有一定的风险，据文献报道，卵圆孔未闭封堵手术可能存在的风险有：残余分流、封堵失败、心律失常、封堵器移位脱落及麻醉意外等。总体来说，以上风险发生的概率很小。

34. 卵圆孔未闭封堵手术怎么做?

卵圆孔未闭封堵手术的过程大致如下(图 4-4):首先,在患者的右侧或左侧股静脉进行穿刺,在医学影像(X 线或食管超声)引导下,将导丝和导管沿着股静脉送入心脏,到达右心房,再通过未闭的卵圆孔到达左心房。然后,退出导管,将输送鞘沿着导丝送入左心房,退出导丝,用输送钢缆把封堵器经输送鞘送至左心房并打开左侧封堵伞,回拉封堵器至房间隔,再打开右心房侧封堵伞,未闭的卵圆孔就封堵好了。最后,释放封堵器,退出输送鞘,穿刺点压迫止血,手术即完成。

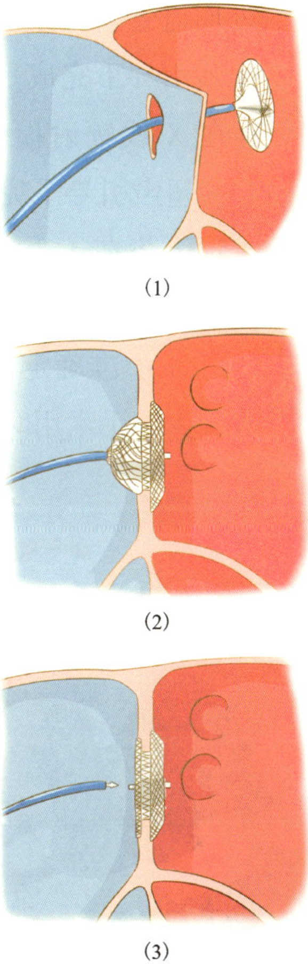

(1)

(2)

(3)

图 4-4　PFO 封堵手术过程

35. 卵圆孔未闭封堵手术需要全麻吗？

经外周血管进行卵圆孔未闭手术有两种方法。方法一：在 X 线引导下完成手术过程。此手术可在局麻下完成，但存在 X 线辐射损伤和造影剂过敏反应等。方法二：在食管超声引导下完成。这种手术方式需要在全麻下进行，其优势在于患者舒适度较好，无放射性辐射，可以通过三维超声清晰地显示卵圆孔的形态结构及大小（图 4–5）。术中准确定位，直视下通过导丝、释放封堵器，大大减少了手术用时。

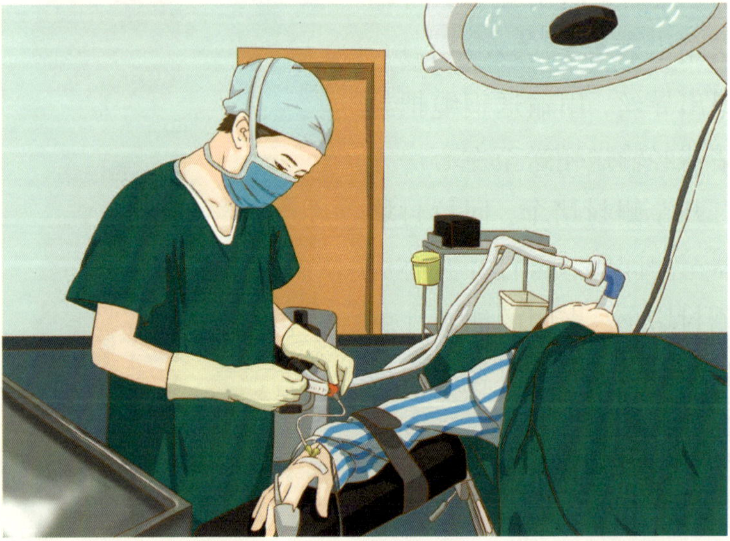

图 4–5　手术的麻醉方式

36. 卵圆孔未闭封堵器是什么材质的?

目前国际上已获批临床应用的卵圆孔未闭封堵器都是由镍钛合金丝编织而成的，这是一种形状记忆合金，触感柔软，可塑性强(图 4-6)。

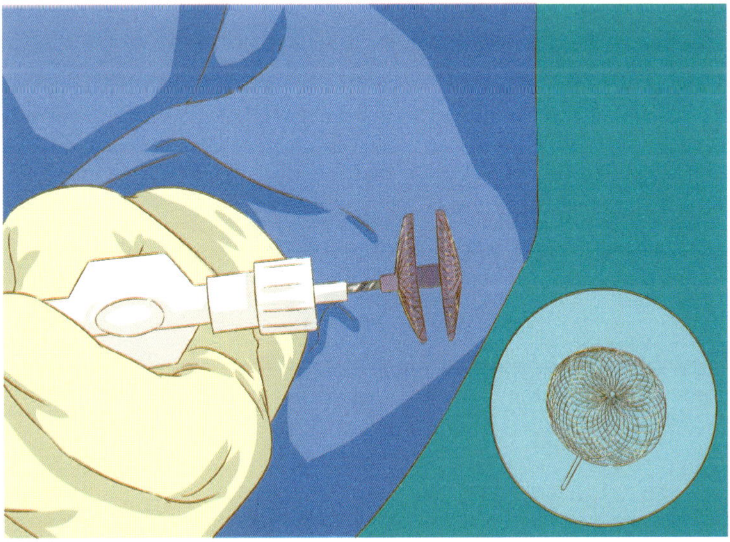

图 4-6　PFO 封堵器材质

37. 卵圆孔未闭封堵器有使用年限吗？

卵圆孔未闭封堵器是可以终身使用的，不需要更换。在卵圆孔未闭封堵治疗后 6~12 个月，封堵器的内皮化过程就已基本完成，也就是说封堵器会被完全包裹在心内膜中，会比较牢固地固定于心脏中，不会产生封堵器移位，也不会造成心肌损伤。

38. 卵圆孔未闭封堵手术前注意事项有哪些?

术前注意事项如下(图 4-7):

1) 女性患者手术应避开月经期;

2) 手术前 1 个月戒烟、戒酒;

3) 长期服用抗凝/抗栓药物者应提前告知医生;

4) 近期无感染病史;

5) 告知医生过敏史。

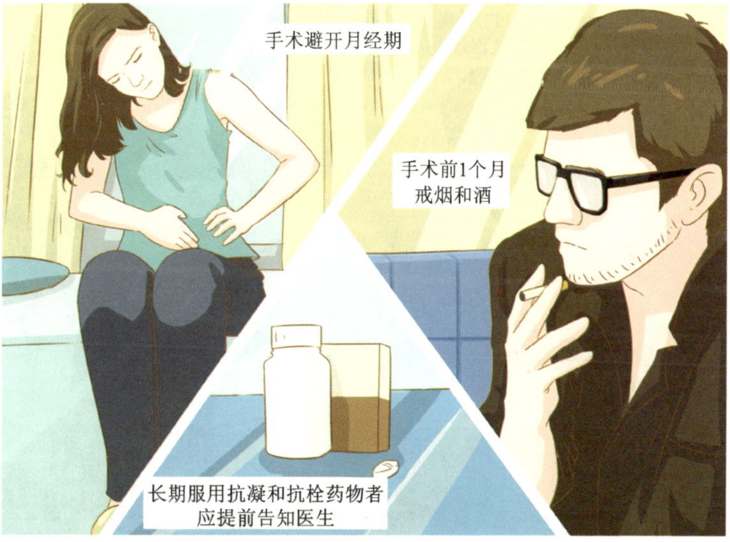

图 4-7　术前注意事项

39. 卵圆孔未闭封堵手术需要多长时间？

卵圆孔未闭经皮介入治疗的手术时间依据手术难易程度的不同而各不相同，一般在半小时以内。术后 12 小时就可以下地行走，术后 24 小时可出院(图 4-8)。术后需要服用半年阿司匹林。

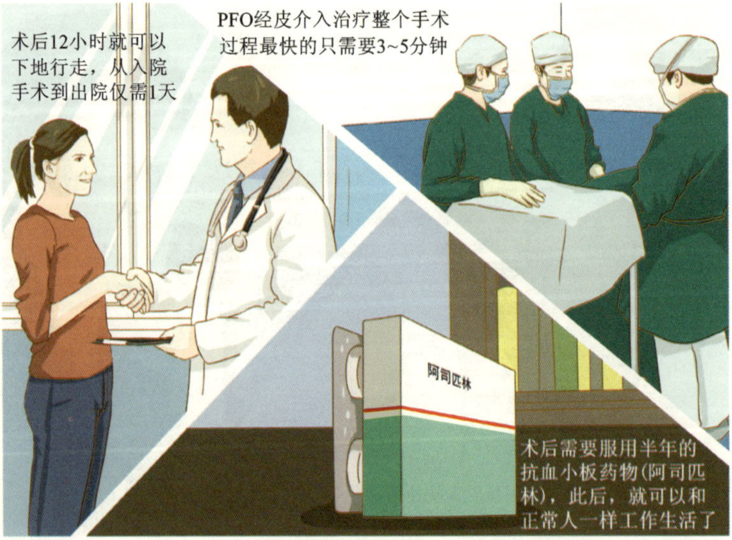

图 4-8 手术时间及术后注意事项

40. 儿童卵圆孔未闭需要治疗吗?

宝宝出生后早期，若进行超声心动图检查时发现卵圆孔未闭，通常无症状，也不需要特殊处理，这种情况在婴儿中较为常见，耐心等待卵圆孔自然闭合就可以了。医生一般建议要定期复查与随访，但通常在3岁前都不需要治疗。若超过3岁卵圆孔仍未闭合，如无其他异常情况，也没有症状，则不需治疗。当孩子出现反复头痛、晕厥甚至有脑梗死者，应及时就诊。

41. 卵圆孔未闭封堵手术效果怎么样？

卵圆孔未闭封堵手术时间短、创伤小，具有安全性高、并发症少的特点。对不明原因的脑卒中患者，通过封堵卵圆孔可降低70%的卒中复发率；对于不明原因偏头痛患者，通过封堵卵圆孔有70%～80%患者可缓解。症状是否缓解主要取决于术后心内残余血液右到左的分流程度。多数患者症状在手术后半年内得到不同程度的缓解，少数患者一年内缓解，极少数患者症状缓解不明显。

42. 卵圆孔未闭患者可以吹号、举重、登山、潜水吗？

吹号、举重、潜水、高原登山都会增加胸腔、腹腔压力，使右心房血液从未闭的卵圆孔流向左心房，产生一些病理性损害。如从事以上运动时出现头晕头痛、呼吸困难等临床表现，需要及时就诊，筛查卵圆孔未闭并在医生建议下安排适宜的运动(图 4-9)。

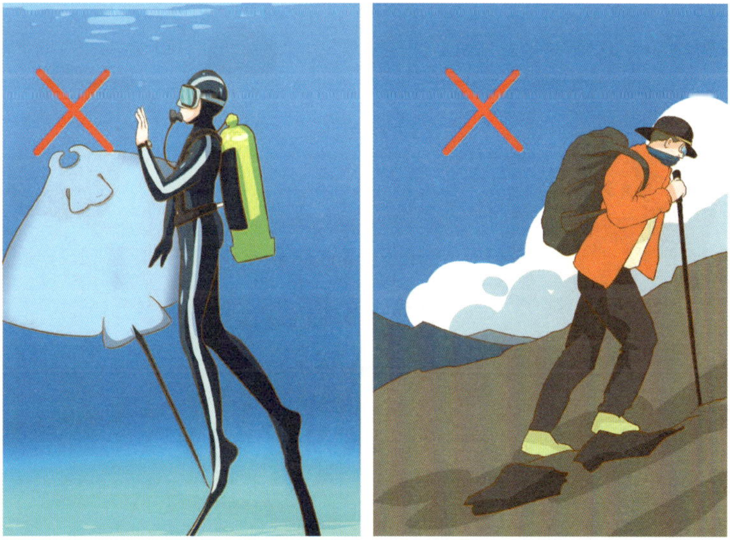

图 4-9　PFO 患者日常注意事项

43. 卵圆孔未闭患者若不做手术，怀孕安全吗？

卵圆孔未闭属于先天性心脏结构异常，一般不影响怀孕，也不会影响宝宝，与遗传无关。但妊娠期孕妇的血液为高凝状态，可能增加栓塞的风险，对于高风险的卵圆孔未闭患者，建议施行封堵手术后半年再怀孕（图 4-10）。

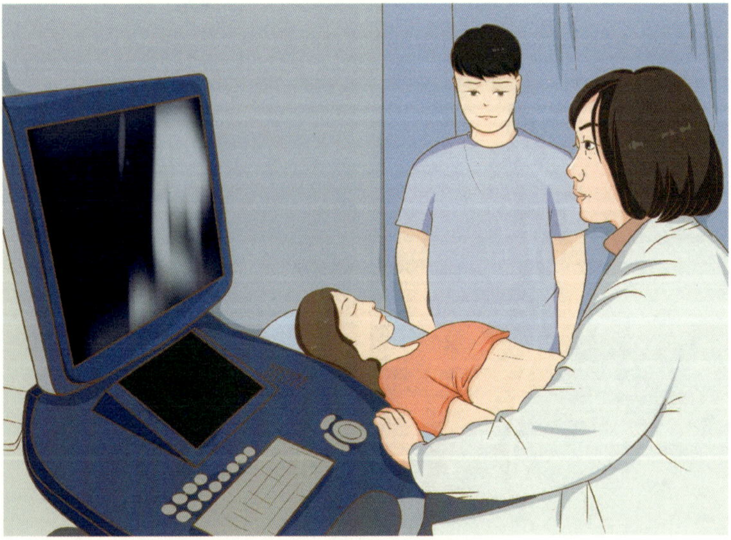

图 4-10　PFO 患者与怀孕

44. 卵圆孔未闭妊娠和分娩过程有需要特别注意的地方吗?

对于无症状、非高风险的卵圆孔未闭者，怀孕后不用过度担心，平时要注意休息，多吃蔬菜和水果，不要吃刺激性的食物，定期做好孕检，尤其妊娠 32~34 周、分娩期及产褥早期血容量达到高峰，比怀孕前增加了 30%~50%，严密监测心功能，如果出现心前区不适，及时到医院就诊。对于有症状、高风险的卵圆孔未闭患者，如孕前未行手术治疗，妊娠和分娩过程应定期产检，主动告知医生相关病情，以防发生产后栓塞(图 4-11)。

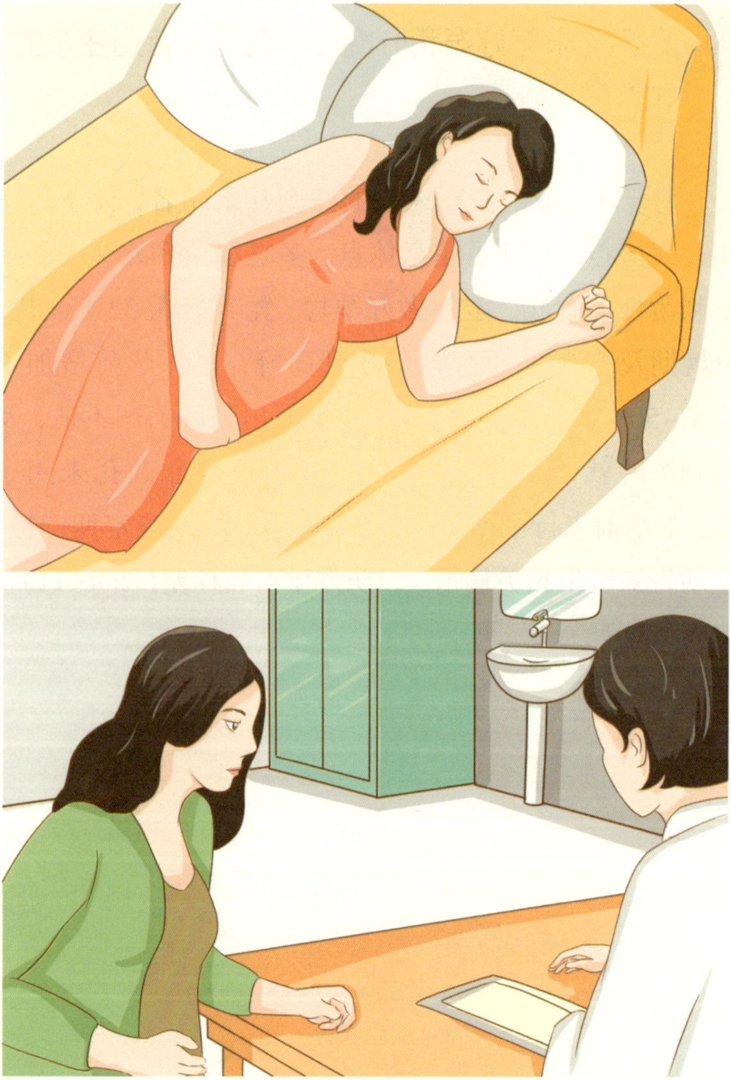

图 4-11　妊娠及分娩时注意事项

45. 卵圆孔未闭封堵手术后可以做核磁共振检查吗?

目前已批准上市使用的封堵器的材料为镍钛合金。此材料具有良好的核磁共振兼容性，在静止的磁场中不会产生偏转应力。2007 年美国心脏学会(American Heart Association，AHA)发布了一项声明，用这种材料制作的心脏金属植入物，可以安全应用于 MRI 检查(核磁共振成像)，包括心脏封堵器、机械瓣膜、冠脉与外周血管支架和临时起搏器等(图 4-12)。

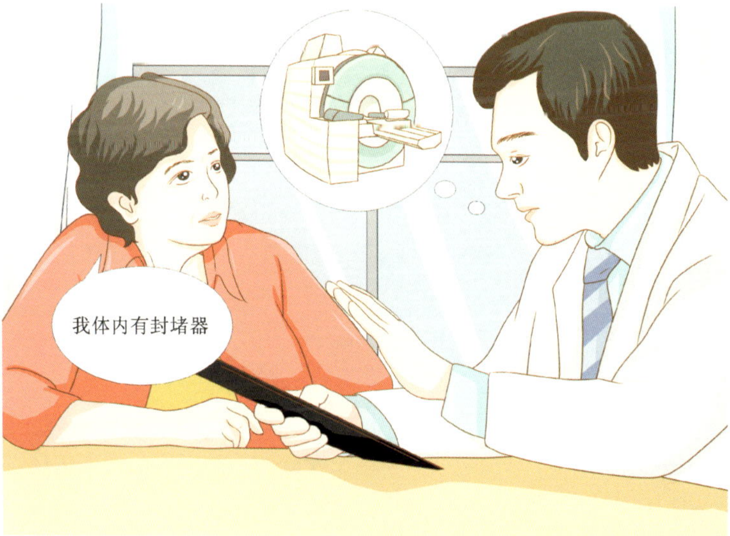

图 4-12　封堵手术后做 MRI 检查的注意事项

专家建议，介入术后如需要接受核磁共振检查，最好在封堵器介入封堵治疗 6 个月后进行，此时封堵器的内皮化过程已完成，也就是说封堵器被完全包裹在心内膜中，不会产生封堵器移位，也不会造成心肌损伤。

但我们依然建议您在行 MRI 检查之前向医生说明您的体内有封堵器的存在。

46. 卵圆孔未闭封堵器会不会脱落？

事实上封堵器脱落的概率是非常小的，因为手术医生会依据食管超声结果来选择合适型号的封堵器，在手术完成之后也会进行牵拉实验，确保封堵器的位置和稳定性。但为了以防万一，还是建议在手术后 6 个月内，尽量避免剧烈运动，避免剧烈撞击胸背部，如用力拍背等（图 4-13）。

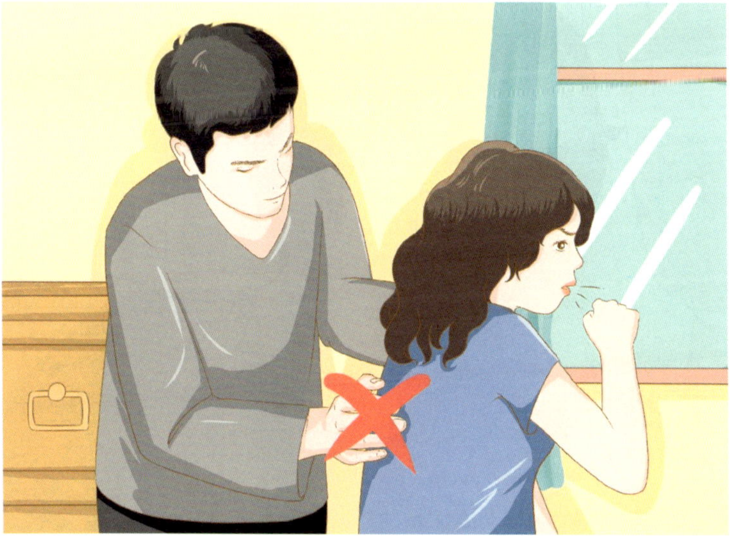

图 4-13　预防封堵器脱落

47. 卵圆孔未闭封堵术后咳嗽会不会对封堵器有影响？

咳嗽等日常活动一般不会导致封堵器脱落，无需紧张和过多担心。术后 6～12 个月，封堵器形成内皮化之后，封堵器会更加稳固(图 4–14)。

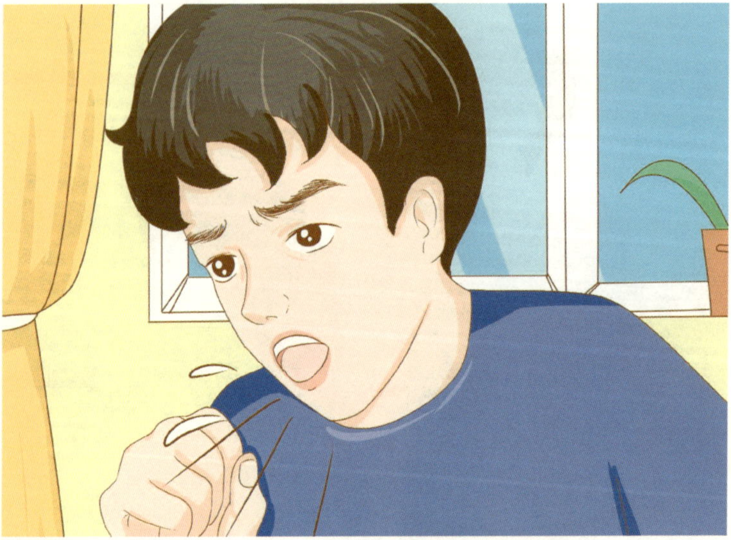

图 4–14　封堵术后咳嗽对封堵器的影响

48. 卵圆孔未闭做了手术就不会脑卒中了吗？

卵圆孔未闭并不是引起脑卒中的唯一因素，高血压、高血脂、高血糖等疾病均是脑卒中的常见危险因素。卵圆孔未闭封堵手术后，建议平时注意健康饮食，少食辛辣刺激性食物，低盐、低脂饮食，多喝水，多运动。健康的生活习惯可以降低发生脑卒中的可能性(图 4-15)。

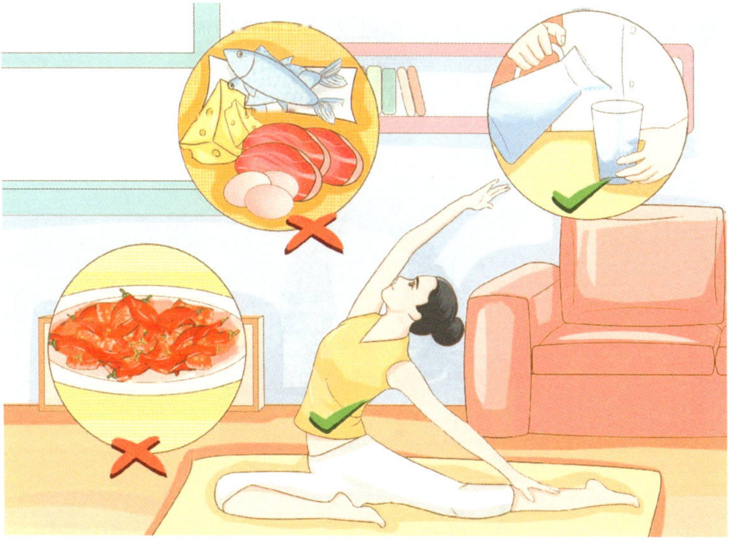

图 4-15　PFO 术后注意事项

49. 卵圆孔未闭封堵术后头痛会立刻改善吗？

卵圆孔未闭封堵术后相关症状的好转或者消失一般需要3~6个月。多项研究，特别是回顾性的研究显示，卵圆孔未闭封堵术能显著减轻偏头痛相关的多项症状（图4-16）。但造成头痛的原因较多，有时还可能是多种原因同时存在，因此症状缓解的程度和速度也因人而异。

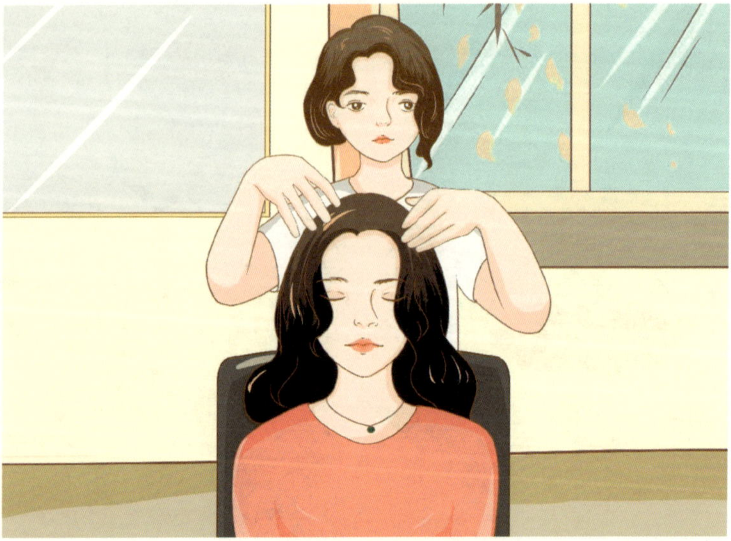

图 4-16 封堵术后头痛改善

50. 卵圆孔未闭封堵术后要服药吗？

金属植入体内需要抗栓治疗已经成为共识，因为封堵器植入 6~12 个月后完全内皮化，内皮化之前血栓易于形成。临床观察发现 77% 的封堵器血栓形成于术后 4 周内，其中以左心房内血栓形成为主。因此，目前较为一致的观点是封堵术后应有较长时间的抗栓治疗（图 4-17），至少应覆盖术后 3 个月。但封堵术后食管超声监测发现术后 6 个月时仍有可能发生血栓，因此术后抗栓时间应延长。目前，我们的治疗方案是口服阿司匹林 6 个月。

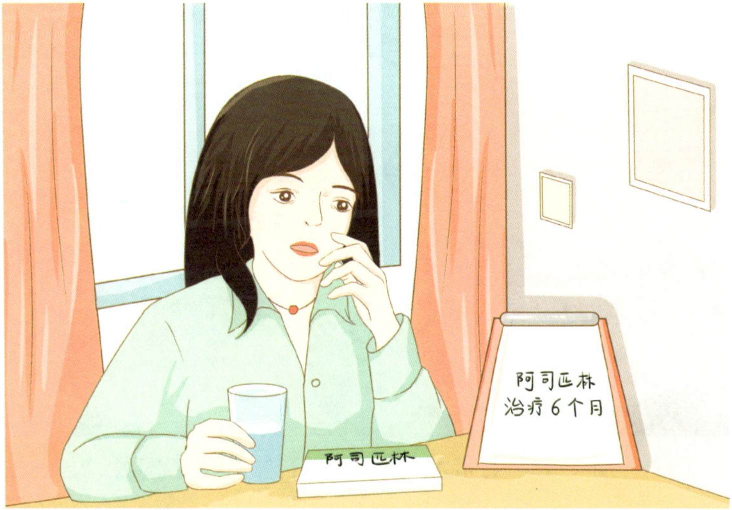

图 4-17　封堵术后服药

51. 卵圆孔未闭封堵术后服用阿司匹林有哪些注意事项?

目前，卵圆孔未闭封堵术后，一般需服用阿司匹林6个月。阿司匹林是一种安全有效的抗血小板药物，可长期使用。但由于个体差异，在服用过程中，可能产生一些不良反应，常见的包括皮肤出血点、皮肤淤青、偶有鼻出血、刷牙时牙龈出血等，如有上述情况，请与您的医生沟通并遵医嘱调整药物(图4-18)。同时，因为阿

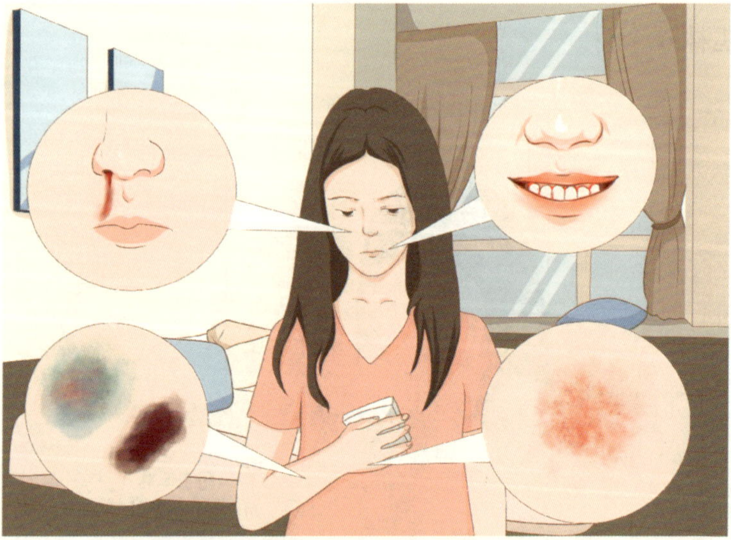

图 4-18　封堵术后服用抗栓药物的注意事项

司匹林对血小板凝集有抑制作用，存在导致胃出血的风险，因此服药期间还需观察大便的颜色，看有无黑便或柏油样大便。一旦出现呕血或解黑便或柏油样大便，需立即停用阿司匹林，并及时去医院就诊。

52. 卵圆孔未闭封堵术后适合做哪些运动?

卵圆孔未闭术后半年内，应控制活动量，需要避免剧烈运动和重体力劳动。尽量让自己心情舒畅，保持生活规律，保证充足的睡眠，避免过度劳累，动静结合，活动量以不出现疲劳为度。可以适当进行一些舒缓的运动以增强体质，不建议跑跳和其他剧烈体育运动，如打球、跑步等剧烈运动(图 4-19)。

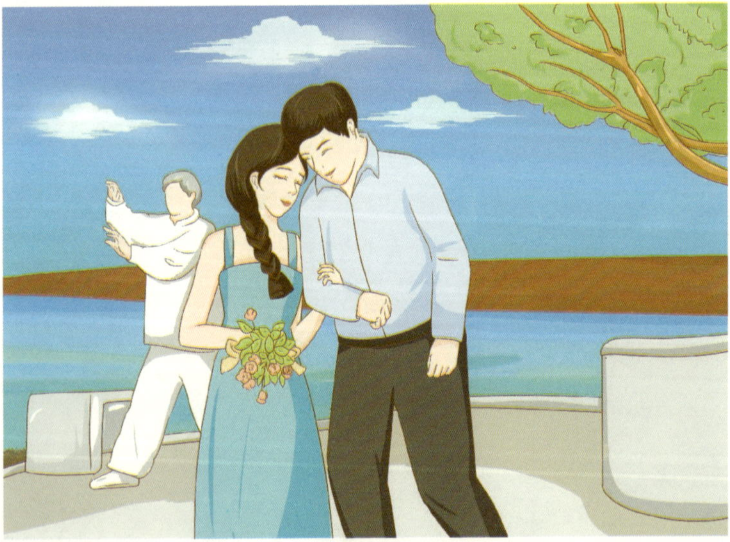

图 4-19 封堵术后适合做的运动

53. 卵圆孔未闭封堵术后可以怀孕吗?

卵圆孔未闭封堵手术后可以怀孕，建议停用抗栓药物后再进行备孕计划。

54. 卵圆孔未闭封堵术后需要复查吗？多久复查一次？

卵圆孔未闭术后需要复查(图 4-20)。患者手术后需要定期随访，密切观察患者手术后恢复情况。术后早期多休息、加强营养，按医嘱服用阿司匹林。术后半年内避免剧烈运动、避免剧烈撞击胸背部。术后需要进行以下几个方面的检查。

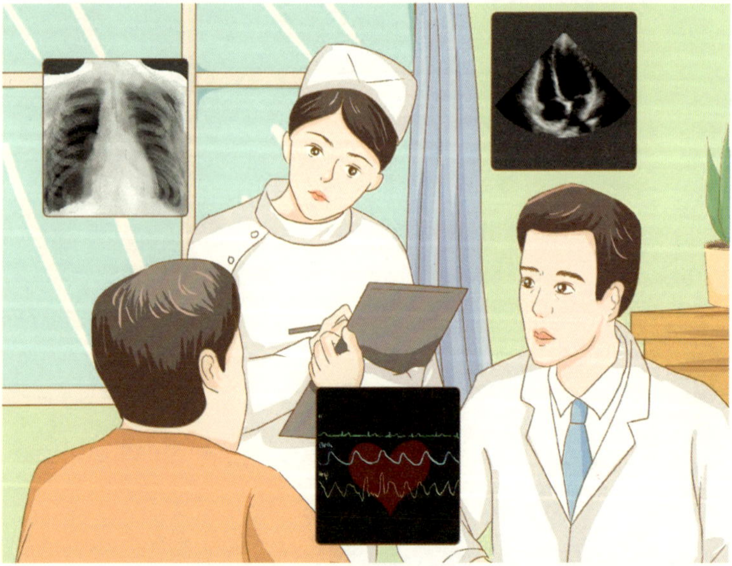

图 4-20　封堵术后复查

1)听诊。了解患者手术后的心率和心律情况。

2)胸部X线片检查。患者出院前一般已做过胸部X线片复查,在术后1个月复查X线片,可以帮助了解患者手术后封堵器的位置和心脏恢复情况。

3)心电图。术后1、3、6个月检查可以发现术后是否存在心律失常,及时给予治疗。

4)经胸超声心动图声学造影检查(心脏发泡实验):经胸超声心动图声学造影检查可以动态地观察到心脏内部结构,了解封堵器的内皮化情况,常规术后1年复查,后续遵医嘱随诊。

55. 当检查出卵圆孔未闭后日常生活需要注意什么?

1) 无症状者无特殊注意事项。

2) 未接受手术的高危患者注意事项如下:

①戒烟、酒。

②无特殊食物禁忌。应尽量少吃或不吃辛辣等刺激性强的食物,以清淡饮食为佳。多吃蔬菜水果,保持大便通畅,避免用力排便。

③规律作息,避免熬夜等不良生活习惯。

④注意规避会引起心腔内压力急剧波动的相关工作和运动,如吹奏乐器、跳伞、潜水或高原旅行等。

⑤保持良好的心态,注意缓解日常压力。

3) 接受介入封堵手术治疗后,应注意休息,按时服药,遵医嘱定期复诊。

56. 卵圆孔未闭患者可能出现哪些方面的心理问题?

卵圆孔未闭偏头痛患者特别是慢性偏头痛者常常容易出现焦虑、抑郁等不同程度的心理问题(图 4-21)。

一般来说，急性疼痛导致焦虑情绪，而慢性疼痛，随着时间的延长，患者辗转往复于多家医院，接受多种治疗，并且对治疗方法均不满意，则有可能使患者对疾病能否治愈失去信心，在焦虑的基础上继发抑郁情绪。

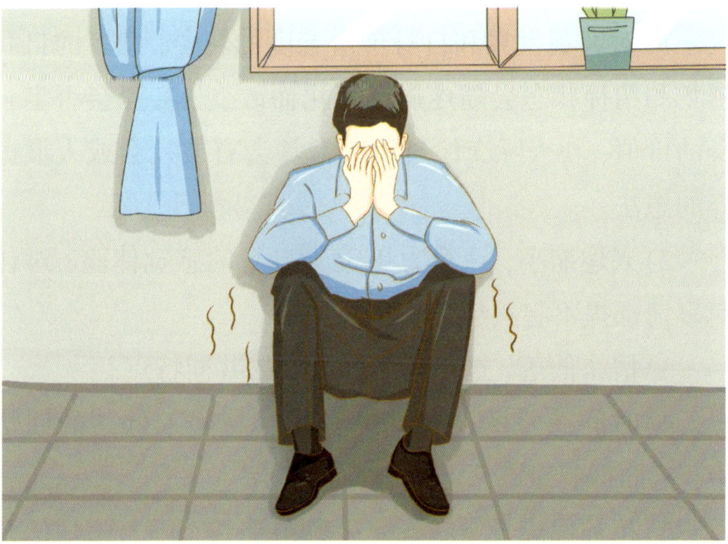

图 4-21　PFO 患者的心理问题

由于抑郁情绪和疼痛相互影响，可形成恶性循环，即疼痛—抑郁情绪—痛阈降低—疼痛加重—严重抑郁情绪。据文献报道，在慢性疼痛人群中抑郁情绪的发生率为17.8%~92.4%。抑郁和疼痛具有相同的神经系统回路，正常情况下，大脑发出躯体不适的信号，使我们聚焦于外界。当这种机制受损时，躯体感觉，包括疼痛，就更容易成为我们关注的焦点。而脑接受处理疼痛信号的通路与情感调节需要相同的神经递质，如五羟色胺和去甲肾上腺素。一旦调节失败，疼痛就会伴随悲伤、失望、焦虑等出现。

一般心理特点如下：

1)对客观世界和自身价值态度的转变，患者的自我感觉和精神状态会随疼痛的变化而改变，甚至会否定自身的价值，在人际交往过程中常常会有被社会或人群抛弃的想法。

2)兴趣缩小，注意力锁定于自身的感觉体验，对任何事情都提不起兴趣。

3)情绪低落，这是大多数患者的共同特点。

4)时间感觉的变化。患者很容易陷入低落的回忆中，从而抑制对未来的信心。

5)精神偏离日常状态。患者精神状态随着疾病的开始就发生了变化，生活节律的破坏成为一种极为强烈的信号，冲击着患者的内心世界。

6）神经症性心理问题。由于神经系统高级部位的失调，患者会产生疲劳、易怒、委屈、焦虑、抑郁、记忆力减退、劳动力效率低下等症状。

7）适应障碍。患者主要表现为抑郁心境，焦虑，烦恼或这些情绪的混合。

因此，需要重视偏头痛，如有频发偏头痛，应到医院心血管外科经多学科团队综合评估检查是否有卵圆孔未闭并尽早治疗。

57. 卵圆孔未闭封堵术后心脏有异物感，这是正常的吗？

接受卵圆孔未闭封堵术以后，部分患者短期内会出现异物感。随着时间的推移，这种异物感会自然消失。遵医嘱定期复查即可。

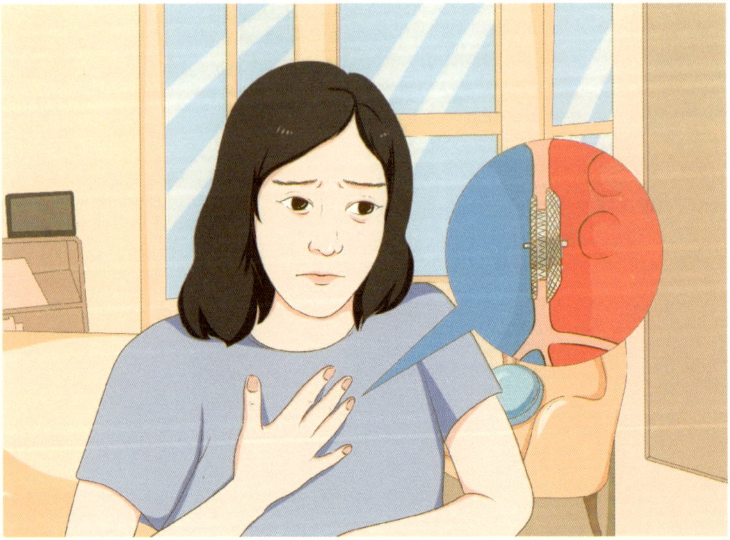

图 4-22　封堵术后有异物感

58. 卵圆孔未闭术后多长时间可以上班？有哪些注意事项？

卵圆孔未闭封堵术后一般不影响正常生活和工作。患者可根据自身情况和工作强度来决定休息时长。其原则是：6 个月内避免从事剧烈运动或重体力劳动。遵医嘱服用阿司匹林 6 个月并遵医嘱定期复查。饮食以低盐、低脂、避免辛辣刺激为主。

59. 头痛就要查卵圆孔吗？

不是。心脏卵圆孔未闭只是偏头痛的一个可能原因。在没有找到其他原因的情况下，可以通过超声心动图等检查进一步发现或排除卵圆孔未闭。患者若是头痛，那么查卵圆孔未闭则是一个排他性诊断(图 4-23)。

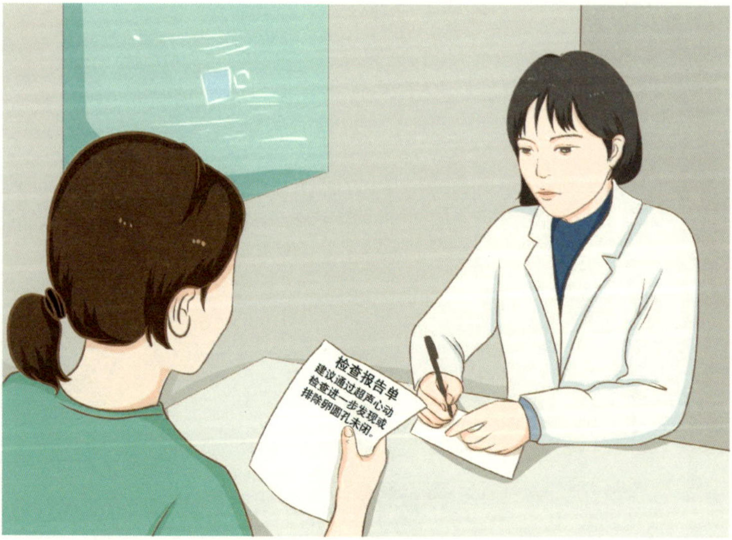

图 4-23　头痛与 PFO

60. 卵圆孔未闭封堵手术后可以坐飞机吗?

卵圆孔未闭封堵术后可以安全地乘坐飞机。因为有金属材料植入体内，所以在通过机场安检时，金属探测器可以检测出封堵器，可能出现报警信号。为了便利出行，您可以提前和工作人员说明情况或随身携带疾病诊断证明书。

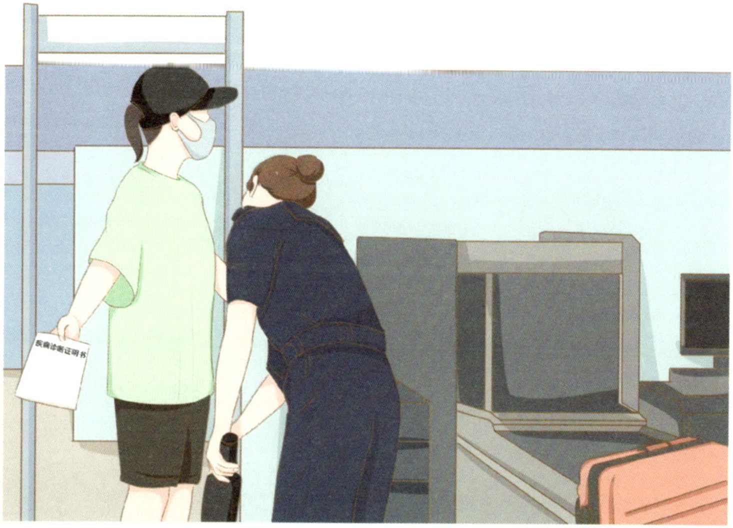

图 4-24　封堵术后患者可以坐飞机

图书在版编目(CIP)数据

四分之一的成年人都多个“心眼”：卵圆孔未闭60问/吴勤，张洁，张伟志主编. —长沙：中南大学出版社，2021.12(2023.6重印)

ISBN 978-7-5487-4534-1

Ⅰ. ①四… Ⅱ. ①吴… ②张… ③张… Ⅲ. ①先天性心脏病—诊疗—问题解答 Ⅳ. ①R541.1-44

中国版本图书馆CIP数据核字(2021)第131669号

四分之一的成年人都多个“心眼”
——卵圆孔未闭60问
SIFENZHIYI DE CHENGNIANREN DOU DUOGE “XINYAN”
——LUANYUANKONG WEIBI 60 WEN

主编 吴 勤 张 洁 张伟志

□责任编辑 孙娟娟
□封面设计 李芳丽
□责任印制 唐 曦
□出版发行 中南大学出版社
社址：长沙市麓山南路 邮编：410083
发行科电话：0731-88876770 传真：0731-88710482
□印 装 湖南鑫成印刷有限公司

□开 本 880 mm×1230 mm 1/32 □印张 3.25 □字数 56千字
□互联网+图书 二维码内容 视频5分8秒
□版 次 2021年12月第1版 □印次 2023年6月第2次印刷
□书 号 ISBN 978-7-5487-4534-1
□定 价 28.00元